Ketogene Diät

für Anfänger

Das Keto Kochbuch mit 99 Rezepten für Anfänger, Einsteiger, Berufstätige und Experten

Inklusive Erklärung der Diät und 14-Tage-Plan

1.Auflage 2018

ISBN: 9781980915812

Vorwort

Wer kennt es nicht, man steht morgens auf, muss schnell zur Arbeit oder Uni und hat kaum Zeit ausgewogen zu frühstücken. Diese geringe Zeitspanne überholt einen erneut bei der Mittagspause, die gerade einmal ausreicht, um sich schnell etwas beim Imbiss nebenan zu holen. Am Abend endlich wieder Zuhause ist weder die Motivation zum Sport noch zum Kochen vorhanden. Gar kein Problem, fix beim Lieferservice bestellt und das Problem ist gelöst.

NEIN! Ganz im Gegenteil, denn genau das ist das Problem! Eine ungesunde, unausgewogene und kohlenhydratlastige Ernährung sorgt für die Trägheit, angesammelten Pfunde und vor allem für eine Unzufriedenheit mich sich und seinem Körper.

Kohlenhydrate liefern zwar Energie aber verbrennen so gut wie kein Fett. Ganz anders ist es bei der Ketogenen Diät, die Energie liefert als auch die Kilos purzeln lässt. So eine gesunde Ernährung ist sehr wichtig, da die Motivation gesund und fit in den Tag zu starten zurückkehrt.

Durch diese Umstellung erlangt man wieder ein gutes Körpergefühl und fühlt sich wieder wohl. Unsere schnellen und einfachen 99 Rezepte helfen dir bei deinem Start in ein gesunderes Leben.

Wir wünschen Viel Glück und vor allem Viel Spaß!

Über uns

Wir sind Lena und Basti, beide 22 Jahre alt und seit 5 Jahren sogenannte „Diätpartner“. Wir Zwei hatten schon zu Schulzeiten und jetzt auch in der Uni Gewichtsschwankungen und allgemeine Gewichtsprobleme. Kaum konnte man sich für Sport motivieren und wenn dann nur schlappe 2-mal in 4 Wochen. Die Zeit für gesundes und ausgewogenes Kochen fehlte ebenfalls, dadurch entwickelte sich ein Alltag mit Uni, Fast Food und einer Freizeit auf dem Sofa. Als uns bewusst wurde, dass es so nicht weiter gehen kann und auch schon 7 kg(!) dazu gekommen waren, probierten wir etliche Diäten aus, doch wenn man überhaupt an Gewicht verlor, zerstörte der sogenannte „Jojo-Effekt“ unsere Freude und warf uns immer wieder aus der Bahn, bis wir durch Freunde auf die Ketogene Diät aufmerksam geworden sind. Sie hatte uns überzeugt und wir wollten einen letzten Versuch starten. Die anfängliche Skepsis, aufgrund der vorherigen Erfahrungen, entwickelte sich schnell zu Erstaunen und Euphorie, da sich die Kilos verabschiedeten und unser Start in den Tag voller Motivation und gutem Gefühl begann. Dies wirkte sich auch auf unsere mittlerweile 3 Sporteinheiten pro Woche aus sowie aus unser Körpergefühl. Nach 1-2 Monaten tauchte dann durch Unsicherheit und das Fehlen des Gefühls etwas erreicht zu haben die Frage auf, ob wir uns nicht ein bisschen überschätzten, doch wir gaben nicht auf, fassten neuen Mut und wurden zufriedener. Nach diesem neuen Ansporn fassten wir den Entschluss unser Wissen sowie unsere Erfahrungen mit euch bzw. anderen zu teilen und so ist dieses Buch und eat smart entstanden.

Was ist Ketogene Diät?

Bei der ketogenen Diät handelt es sich um eine besondere Form der Low-Carb-Diät. Bei dieser speziellen Ernährungsform werden möglichst wenig Kohlenhydrate aber viele Fette zugeführt. Bereits nach wenigen Tagen entsteht ein leichter Kohlenhydratmangel, wodurch sich der gesamte Energiestoffwechsel verändert und umstellt. Die ketogene Diät ist ein erprobtes, auch längerfristig durchführbares Ernährungskonzept mit vielfach positiven Auswirkungen auf die Gesundheit. Zur Energiegewinnung ist der Organismus eigentlich auf Kohlenhydrate aus der Nahrung angewiesen, fehlen diese jedoch weitgehend wie bei der ketogenen Ernährung, dann greift der Körper auf andere Energiedepots zurück. In der Folge wird also zunehmend mehr Fett verbrannt, um den Energiebedarf der Körperzellen und Organe sicherzustellen. In der menschlichen Leber, dem größten Stoffwechselorgan, erfolgt die Umwandlung von Fetten zu sogenannten Ketonkörpern, welche auch als Kohlenhydratersatz dienen und dazu beitragen, dass die Leistungsfähigkeit des Gehirns uneingeschränkt beibehalten bleibt.

Historisches zur ketogenen Diät

Ein Mönch mit Epilepsie wies während der Fastenzeit keine Anfälle auf, dadurch wurde die Möglichkeit einer Behandlung durch Fastenperioden erkannt. Seit den 1920er Jahren ist bekannt, das eine nahrungsinduzierte Ketoazidose durch Fasten die Frequenz epileptischer Anfälle reduziert. In medizinischen Institutionen wurden damals bereits ketogene Diäten durchgeführt, auch wenn diese Ernährungsform seinerzeit unter diesem Namen noch nicht bekannt war. Zu einer vermehrten Nachfrage nach Informationen über die ketogene Diät kam es in Deutschland erst im Jahre 1996 durch Ausstrahlung des Films „Solange es noch Hoffnung gibt“ auf RTL2. Da strenges Fasten für Kinder als nicht zumutbar gilt, wurde in den 1920er Jahren eine Diät entwickelt, welche den Zustand des Fastens imitiert, die ketogene Diät.

Sanfter Einstieg in die Diät

Ketonkörper, im Einzelnen Aceton, Acetessigsäure und Beta-Hydoxy-Buttersäure sind spezielle komplexe Moleküle, welche in den Leberzellen aus Fettsäuren synthetisiert werden und wichtige Energieträger darstellen. Dieser besondere Vorgang der Energiegewinnung wird auch Ketose genannt. Ketonkörper sind durch ihre molekulare Form in gewissem Umfang in der Lage Gewebezellen, beispielsweise aus Gehirn oder Muskulatur, abzubauen und daraus Energie zu gewinnen. In den ersten Tagen einer ketogenen Diät erfolgt zunächst ein ausgeprägter Umstellungsprozess des Stoffwechsels, was zu gewissen Nebenwirkungen führen kann aber nicht muss. Sollten dennoch unerwünschte Symptome auftreten, so sind diese in der Regel vorübergehend und spätestens nach ein paar Tagen auch wieder verschwunden. Die Erfahrungen zeigen, dass sich die Anwender der ketogenen Diät insgesamt sehr viel fitter, leistungsfähiger und vitaler fühlen. Auch zuvor gekannte körperliche Symptome wie Schmerzen, Allergien, Unwohlsein oder Übersäuerung verschwinden durch das Anwenden der ketogenen Diät nach einiger Zeit oft spontan. Ernährungsmediziner empfehlen einen stets sanften, langsamen Einstieg bei der ketogenen Diät.

Nicht entmutigen lassen

Denn gerade in den ersten Tagen und Wochen können vermehrt Kopfschmerzen, Schlappheit, Schlafstörungen oder Leistungseinbußen tagsüber auftreten. Diese Symptome sind jedoch nicht bedrohlich, sondern einzig auf die positive Umstellung des Stoffwechsels im Organismus zurückzuführen. Es ist also wichtig, trotz dieser Symptome, die eventuell auftreten können, nicht vorzeitig aufzugeben, sondern die ketogene Diätform konsequent weiterzuführen. Ein vorzeitiges Beenden der ketogenen Diät führt nur wieder zum Rückfall in alte, schädliche Ernährungsmuster, somit wäre ein Jojoeffekt und damit meist auch eine unkontrollierbare Gewichtszunahme, vorprogrammiert. Zur Erreichung der Diätziele bestehen die speziellen Ernährungsvorgaben bei der ketogenen Diät aus einem Fettanteil von etwa 60 %, einem Eiweißanteil von etwa 35 % und einem Kohlenhydratanteil von maximal 5 %. Viele leckere Speisen und Gerichte können ohne Weiteres nach diesen Erfordernissen zubereitet werden. Der Lebensmitteleinkauf muss lediglich den Vorgaben der ketogenen Diät entsprechend angepasst werden.

Den individuellen Bedarf der täglichen Energiezufuhr genau ermitteln

Unter dem Begriff Grundumsatz wird die Menge an Energie verstanden, die der menschliche Körper auch bei absoluter Ruhe benötigt, um all seine Funktionen aufrechterhalten zu können. Der Grundumsatz ist nicht bei jedem Menschen gleich, sondern variiert je nach körperlicher Verfassung, Geschlecht und Alter. Beim Grundumsatz gilt 26 Kalorien pro Kilo Körpergewicht. Für die Nahrungsaufnahme bei der ketogenen Diät liegt das Kohlenhydratziel optimal bei 20 g, maximal sollten jedoch täglich nicht mehr als 50 g Kohlenhydrate mit der Nahrung zugeführt werden. Dass die ketogene Diätform gesund ist, gilt auch unter Ernährungswissenschaftler mittlerweile als unbestritten. Wer diese Diät jedoch schon lange praktiziert und dann wieder auf eine herkömmliche, normale Ernährung umstellt, kann oft feststellen, dass der Körper dann ein paar Probleme bereiten kann. Es fühlt sich subjektiv so an, als hätte der Körper Schwierigkeiten, Kohlenhydrate, Glukose oder Zucker aufzunehmen, wodurch ein Gefühl wie Nebel oder Watte im Kopf oder eine vorübergehend verschwommene Wahrnehmung der Umwelt auftreten können. Der eigene, individuelle Bedarf an Energie oder Protein kann leicht mit einem kostenlosen Ketoserechner ermittelt werden. Anzugeben sind auf https://ketoseportal.de/ketose-rechner/ Gewicht, Geschlecht und Alter, aus diesen Angaben wird dann der Kalorienbedarf errechnet. Im nächsten Schritt wird dann der individuelle Keto Mix zur optimalen Diätdurchführung festgelegt.

Die Vorteile der ketogenen Diät

Während des Tagesverlaufes treten bei der ketogenen Diät nur noch geringe Blutzuckerschwankungen auf, was zu einer kontinuierlichen Leistungsfähigkeit ohne Tagesmüdigkeit führt. Auch der Insulinspiegel ist bei konsequenter Durchführung der ketogenen Diät tagsüber konstant auf einem niedrigen Level. Gleichzeitig ist die Fettverbrennungsrate hoch und der Fettstoffwechsel optimiert. Diese ketogene Stoffwechsellage führt zu einem spürbaren Gewinn an Ausdauer und Energie, was sich nicht nur in der körperlichen, sondern auch in der geistigen Leistungsfähigkeit bemerkbar macht. Im Vergleich zu anderen Diäten treten viel weniger Heißhungerattacken auf und die allgemeine Konzentrationsfähigkeit tagsüber nimmt signifikant zu. Durch diese spürbar positiven Auswirkungen auf die eigene Gesundheit möchten viele Anwender der ketogenen Diät diese Ernährungsform möglichst lange beibehalten. Darüber hinaus konnte nachgewiesen werden, dass die ketogene Diät entzündungshemmend wirkt sowie den Verlauf schwerwiegender Zivilisationskrankheiten wie beispielsweise Alzheimer, Diabetes oder Krebs positiv beeinflussen kann. Verbesserungen der Situation von Betroffenen wurden auch berichtet bei Herz-Kreislauf-Erkrankungen, Akne oder Epilepsie.

Ziele und positive Auswirkung

Die Ziele der ketogenen Diät liegen darin, eine Stoffwechselumstellung herbeizuführen und den Stoffwechsel so anzuregen, dass es möglich wird, gesund abzunehmen und Körperfett zu reduzieren. Die ketogene Diät liefert hochwertige Nahrung für Gehirn und Nerven, hilft dabei chronische Krankheiten zu lindern und zu kontrollieren sowie Konzentrationsfähigkeit und Leistung zu erhöhen. Zudem verschafft die ketogene Diät einen deutlichen Zugewinn an Ausdauer und hilft bei der so wichtigen Entgiftung der Körperzellen auf ganz natürliche Art und Weise.

Für wen ist „Keto“ nicht geeignet?

Vor dem Beginn einer ketogenen Diät zur umfassenden Ernährungsumstellung ist die Befragung des Arztes sinnvoll. In der Regel gibt es zwar nicht viele Einschränkungen, jedoch sollten Menschen mit Funktionsstörungen des Stoffwechsels von der Durchführung einer ketogenen Diät aus medizinischen Gründen besser absehen. Insbesondere Patienten mit Diabetes mellitus Typ 1 könnten durch die ketogene Diät in den Zustand einer Ketoazidose geraten, eine potenziell lebensgefährliche Stoffwechselentgleisung. Diese entsteht bei absolutem Insulinmangel oder auch bei der Übersäuerung des Stoffwechsels durch das vermehrte Vorhandensein von Ketonkörpern im Blut. Bei Menschen mit gesundem Stoffwechsel ist der vermehrte Anfall von Ketonen im Rahmen dieser Diätform kein Problem, ja sogar erwünscht. Nicht so bei Patienten mit der Zuckerkrankheit, also Diabetes. Darüber hinaus sollten Patienten, welche an hormonellen oder enzymatischen Stoffwechselstörungen leiden, ebenfalls keine ketogene Diät praktizieren. Denn das Fehlen bestimmter Enzyme verhindert dann, dass der Körper überhaupt Ketone bilden und verwerten kann. Weitere relative Kontraindikationen für eine ketogene Diät sind Erkrankungen des Pankreas, also der Bauchspeicheldrüse, schwere Lebererkrankungen oder fortgeschrittene Nierenfunktionsstörungen. Während der Stillphase oder bei Herzerkrankungen könnte es durch die ketogene Diät zusätzlich zu einer Schwächung des Organismus kommen, weshalb diesen Personengruppen ebenfalls davon abzuraten ist. Patienten mit Gallensteinen oder fehlender Gallenblase ist die ketogene Diät ebenfalls nicht zu empfehlen. Außerdem kann durch die ketogene Diät ein Long QT-Syndrom verschlimmert werden.

Welche Lebensmittel sind erlaubt/verboten?

Anmerkung: Alle Angaben beziehen sich auf 100g.

Obst und Gemüse:

Obst und Gemüse sind sehr gesund, deshalb sollte es reichlich gegessen werden. Allerdings ist Obst oft Zuckerhaltig, weshalb die beste Option beeren sind, welche auch nur in Maßen und nicht in Massen konsumiert werden sollt.

	Eiweiß	Fett	Kohlenhydrate
Gurke	1,0g	0,0g	2,0g
Spinat	2,0	0,8g	2,0
Zucchini	3,0g	0,0g	2,0g
Brokkoli	4,0g	0,2g	2,9g
Aubergine	1,0g	0,9g	3,0g
Kohlrabi	2,0g	0,4g	4,0g
Tomate	1,0g	0,3g	4,0g
Rosenkohl	3,4g	0,4g	4,5g
Grüne Bohnen	2,0g	0,0g	5,0g
Zitrone	1,4g	0,6g	3,0g
Brombeeren	0,8g	0,8g	5,0g

Fisch und Fleisch:

Fisch und Fleisch enthalten unbearbeitet so gut wie keine Kohlenhydrate. Dafür viel Fett und Eiweiß, wodurch ein guter Ausgleich zwischen Eiweiß und Fett geschaffen werden kann

	Eiweiß	Fett	Kohlenhydrate
Speck	5,0g	85,0g	0,0g
Leberwurst	15,0g	30,0g	0,0g
Salami	20,0g	28,0g	0,0g
Hackfleisch (gemischt)	21,0g	28,0g	0,0g
Bratwurst	17,0g	28,0g	0,0g
Lammkotelette	12,0g	22,0g	0,0g
Ente	15,0g	16,0g	0,0g
Nackensteak (Schwein)	19,5g	12,8g	0,0g
Stremellachs	25,0g	12,0g	0,0g
Sardinen	22,0g	12,0g	0,0g
Lachsfilet	20,0g	12,0g	0,0g
Makrele	17,0g	11,0g	0,0g
Hähnchenschenkel	20,0g	9,0g	0,0g
Schwertfisch	23,0g	8,0g	0,0g

Milchprodukte:

Milchprodukte passen nahezu perfekt in die Ketogene Diät, durch die hohen Fett- und Eiweißanteile. Folgende Käsesorten sind nur Beispiele, da sich fast alle Sorten sehr gut eignen.

	Eiweiß	Fett	Kohlenhydrate
Appenzeller	24,0g	31,0g	0,0g
Bergkäse (50%)	29,0g	33,0g	0,0g
Blauschimmelkäse	17,0g	32,0g	0,0g
Brie	22,0g	26,0g	0,0g
Butterkäse	22,0g	33,0g	0,0g
Camembert	19,0g	35,0g	0,0g
Emmentaler	25,0g	30,0g	0,0g
Feta	20,0g	25,0g	0,0g
Gouda	22,0g	32,0g	0,0g
Mozzarella	14,0g	22,0g	0,0g
Parmesan	30,0g	30,0g	0,0g
Ziegenkäse	22,4g	26,0g	0,0g
Ricotta	11,0g	16,0g	0,0g
Tilsiter	22,0g	26,0g	0,0g
Schlagsahne	2,0g	30,0g	2,0g
Quark (40%)	12,4g	5,1g	3,0g
Frischkäse	10,7g	30,9g	3,2g
Hüttenkäse	10,8g	4,1g	3,3g
Mascarpone	6,0g	38,0g	4,0g

Nüsse und Samen:

Nüsse und Samen sollten nur in geringen Mengen verzehrt werden, da sie außer vielen Fetten, auch sehr viele Kohlenhydrate enthalten können.

	Eiweiß	Fett	Kohlenhydrate
Leinsamen	22,4g	29g	0,0g
Flohsamenschalen	1,6g	0,2g	2,0g
Mohn	19,0g	39,4g	3,0g
Kürbiskerne	32,g	55g	4,0g
Paranüsse	13,0g	66,0g	4,2g
Chia-Samen	21,0g	31,0g	5,0g
Mandeln	18,0g	55,0g	5,0g
Pekanüsse	8,0g	74,0g	5,0g
Haselnüsse	12,0g	61,0g	5,8g
Macadamianüsse	6,0g	69,0g	6,0g
Pinienkerne	23,0g	49,0g	6,0g
Erdnüsse	22,0g	49,0g	7,0g
Kokosnuss	4,0g	28,0g	8,0g
Sesam	15,0g	49,0g	9,0g
Pistazien	15,0g	55,0g	10,0g

Zur Integration in den Alltag

Um mit der ketogenen Diät langfristig seine Ziele zu erreichen, ist zunächst ein gewisses theoretisches Verständnis über die Wirkungsweise und die Stoffwechselvorgänge im Organismus erforderlich. Informationen sollen also gut gesammelt und auch durchgelesen und verarbeitet werden. Denn mit dem erforderlichen Hintergrundwissen ist auch die praktische Durchführung der ketogenen Diät in der Regel kein Problem. Mitstreiter sind immer ein guter Motivator, gerade auch beim Thema Ernährungsumstellung und Diäten. Vielleicht findet sich deshalb jemand in der Familie oder aber im Freundes- und Bekanntenkreis, der gerne mitmachen möchte. Um die eigene Motivation nicht zu verlieren, sollte nach der Aneignung des Wissens zügig mit der Umsetzung der ketogenen Diät in den Alltag begonnen werden. Aus psychologischer Sicht und für das eigene Durchhaltevermögen ist es also bestimmt besser, sich für die ketogene Diät zu entscheiden, diese direkt auch durchzuziehen und nicht immer auf den nächsten Tag zu verschieben. Als hilfreich zur Unterstützung im Diätalltag haben sich Apps wie myfitnesspal oder Life Balance erwiesen. Damit lassen sich die eigenen Ziele und Erfolge einfach viel besser kontrollieren. Um die eigenen Erfolge deutlich zu machen und sich selbst immer wieder zu weiteren Schritten zu motivieren, sollten in regelmäßigen Abständen Waage und Messband benutzt werden.

Einkaufstipps für die Keto Diät

Auf sogenannte Light-Produkte sollte mit Beginn einer ketogenen Diät komplett verzichtet werden. Außerdem sollten alle eingekauften Lebensmittel frisch und möglichst unverarbeitet, also nicht raffiniert sein. Fertiggerichte sind also ebenfalls nicht geeignet. Wer die einzelnen Zutaten kennt, weiß auch am besten, was im fertigen Essen alles wirklich drinsteckt. Es sollte das erklärte Ziel sein, den Zuckerkonsum auf unter 50 g am Tag zu reduzieren. Gleichzeitig kann jedoch der Fettanteil in der Nahrung drastisch gesteigert werden. Bis zur Stoffwechselumstellung mit Fettadaption ist eine erhöhte Disziplin unbedingt erforderlich. Auch bewusstes Schummeln, beispielsweise in Form von kleinen Snacks zwischendurch oder Alkoholkonsum hat in den ersten 4-6 Wochen nichts zu suchen. Darüber hinaus hat es sich als sehr hilfreich erwiesen, Lebensmittel am Etikett auf ihre genauen Nährstoffgehalte zu kontrollieren. Bei Unklarheiten können auch entsprechende Checklisten für Ernährung mit einbezogen werden. Eine übersichtliche Nährwerttabelle an einer gut sichtbaren Stelle ist bei einer ketogenen Diät eine wichtige und sinnvolle Hilfe, da bei gesunder Ernährung vorwiegend frische Lebensmittel eingekauft werden. Auch eine umfangreiche Liste mit Nährwertangaben ist hilfreich, welche dann auch individuell mit Angaben zu den eigenen Lebensmitteln ergänzt werden kann.

Warum keine Bilder

Um Verwirrungen aus dem Weg zu schaffen, wollen wir kurz erklären, warum wir uns dafür entschieden haben unser Buch ohne Bilder zu gestalten. Kochbücher oder allgemein Bücher werden immer teurer je mehr Bilder enthalten sind, durch die farbenfrohen und wunderschönen Bilder entsteht eine hohe Seitenanzahl, die die Druckkosten und somit auch den Preis des Buches immer mehr steigen lässt. Auf der einen Seiten veranschaulichen Bilder die Gerichte und sorgen für Appetit und Lust am Kochen, jedoch sieht das Endergebnis selten so aus, wie auf den Bildern und das sorgt wiederum für Enttäuschung und die Motivation am Kochen geht verloren - das darf natürlich nicht passieren! Die Bilder der perfekt servierten Gerichte sorgen dafür, dass ein Buch an Schwere, Dicke sowie Unhandlichkeit bekommt und das wird dann problematisch, wenn nicht viel Platz in der Küche ist, des Weiteren ist ein kleines, dünnes Buch, das perfekt in der Hand liegt um einiges praktischer, wenn es schnell und einfach gehen soll. Aufgrund simple beschriebener Rezepte benötigt unser Buch keine Bilder, es liegt gut in der Hand und spart eine Menge Platz auf der Arbeitsfläche ein. Aufgrund der nicht vorhandenen Bilder liegt der Preis unseres Kochbuchs unter 10€ und jedes Rezept benötigt nur eine Seite, dies verhindert anstrengendes Umblättern während des Kochens und sorgt für eine gute und verständliche Struktur.

Frühstück

Frühstücks Omelett

Dauer:10 Minuten | Schwierigkeitsgrad: einfach| Portionen: 2

Kohlenhydrate 3,2 g | Fett 70,1 g | Eiweiß 32,7 g

Zutaten:

- 15 ml Öl.
- 20 g Butter (alternativKokosöl).
- 50 g Sahne.
- 4 Eier.
- 3 Cocktailtomaten.
- 2 kleine Champignons.
- Salz und Pfeffer oder andere Gewürze nach Wahl

Zubereitung:

1. Die Cocktailtomaten und Champignons in Scheiben schneiden.

2. Eier, Sahne, Salz und Pfeffer in einer Schüssel zusammen mischen.

3. Die Butter oder das Kokosöl in die Pfanne geben.

4. Die Eiermasse mit den Tomaten und Pilzen hinzugeben und bei großer Hitze kurz braten.

Ketogene Brötchen

Dauer: 20 Minuten | Schwierigkeitsgrad: einfach | Portionen: 2

Kohlenhydrate 1 g | Fett 12 g | Eiweiß 8 g

Zutaten:

- 100g Eier
- 60g Frischkäse

Zubereitung:

1. Die Eier trennen und das Eiweiß steif schlagen.
2. In einer Schüssel das Eigelb mit dem Frischkäse vermengen und vorsichtig unter das steif geschlagene Eiweiß heben.
3. Mit einer Kelle 8 gleich große Klekse auf den Blechen verteilen und 15 min im Ofen backen.

Keto Toast

Dauer: 20 Minuten | Schwierigkeitsgrad: einfach | Portionen: 2

Kohlenhydrate 6 g | Fett 52 g | Eiweiß 58 g

Zutaten:

- 6 mittelgroße(s) Ei(er)
- 2TL Rapsöl
- 400 g Champignon(s)
- 2TL Schnittlauch

Zubereitung:

1. Zwiebeln fein würfeln, Pilze in Scheiben schneiden und in Öl anbraten.
2. Eier aufschlagen und verrühren, mit Salz und Pfeffer abschmecken.
3. Eiermasse in die Pfanne geben und nach Geschmack Schnittlauch hinzugeben.

Zuckerfreie Butter

Dauer: 10 Minuten | Schwierigkeitsgrad: einfach | Portionen: 20

Kohlenhydrate 0 g | Fett 6 g | Eiweiß 0 g

Zutaten:

- 134 g ungesalzene Butter
- 123 g Puder Erythrit
- 134 g ungesüßte Mandelmilch
- eine Prise Meersalz
- 1 TL Vanilleextrakt

Zubereitung:

1. Die Butter in einem kleinen Topf schmelzen lassen und standing umrühren, bis die Butter schaumig wird und sich kleine Blasen bilden.

2. Darauf achten, wann die Butter anfängt braune Flecken zu bilden.

3. Den Topf schnell von der Wärmequelle entfernen und zügig das Erythrit unterrühren.

4. Mandelmilch, Salz und das Vanilleextrakt hinzufügen und die Butter in kleine Gläser füllen und im Kühlschrank bis zum Verzerr kühl lagern.

Avocado mit Ei

Dauer: 20 Minuten | Schwierigkeitsgrad: einfach | Portionen: 2

Kohlenhydrate 4 g | Fett 20 g | Eiweiß 7 g

Zutaten:

- 1 Avocado
- 2 Eier
- Salz
- Pfeffer

Zubereitung:

1. Den Backofen auf 185° vorheizen.
2. Die Avocado mit einem scharfen Messer halbieren und den Kern entfernen.
3. Avocado Hälften in eine Auflaufform legen und jeweils ein Ei aufschlagen und in die Kern-Mulde der Avocado füllen.
4. Mit Salz und Pfeffer würzen und für 15-20 Minuten backen.

Pancakes

Dauer: 15 Minuten | Schwierigkeitsgrad: einfach | Portionen: 2

Kohlenhydrate 2 g | Fett 17 g | Eiweiß 12 g

Zutaten:

- 3 Eier
- 80 g Frischkäse

Zubereitung:

1. Die Eier und den Frischkäse in einer Schüssel anrühren bis der Teig cremig ist.

2. In einer kleinen Pfanne backen bis der Pancake goldbraun ist.

3. Servieren und nach Bedarf ketogenen Apfelmus als Beilage verwenden.

Avocado Frischkäse Aufstrich

Dauer: 10 Minuten | Schwierigkeitsgrad: einfach | Portionen: 2

Kohlenhydrate 16 g | Fett 45 g | Eiweiß 13 g

Zutaten:

- 1/2 Avocado
- 1 TL Pfefferkörner
- 1/2 TL Zitronensaft
- 1/2 Teelöffel Zitronenschale
- 100 g Frischkäse
- 1 EL Kokosöl
- Prise Salz

Zubereitung:

1. Avocado teilen und den Kern entfernen. Danach mit einer Gabel unter Zugabe des Zitronensaftes zerdrücken.

2. Die Pfefferkörner abspülen und genauso wie die Avocado mit einer Gabel zerquetschen und untermischen.

3. Die restlichen Zutaten alle dazugeben und für 8 Stunden in den Kühlschrank stellen.

Möhren-Ingwer Omelett

Dauer: 15 Minuten | Schwierigkeitsgrad: mittel | Portionen: 2

Kohlenhydrate 23 g | Fett 34 g | Eiweiß 43 g

Zutaten:

- 200 g Möhren
- 4 Eier
- 60 ml Sojamilch
- 30 g Ingwer
- 4TL Kokosöl
- 2 Prisen Salz
- 1 TL Currypulver
- 1Bund Kräuterz.B. Schnittlauch
- Schwarzer Pfeiffer

Zubereitung:

1. Die Eier mit der Sojamilch und Salz und Pfeiffer mischen und mit einer Gabel verquirlen.

2. Den Ingwer und die Möhren schälen, jeweils in sehr dünne Scheiben schneiden. In eine Pfanne mit Kokosöl 3 Minuten anbraten.

3. Die Sojamilch-Mischung dazugeben und auf mittlerer Hitze und Deckel 8 Minuten stocken lassen.

4. Währenddessen die Kräuter waschen und hacken. Nach den 8 Minuten das Omelett mit den Kräutern und Gewürzen bestreuen.

Eier mit Speck

Dauer: 10 Minuten | Schwierigkeitsgrad: einfach | Portionen: 2

Kohlenhydrate 2 g | Fett 39 g | iweiß 29 g

Zutaten:

- 3 Eier
- 30 g Speck
- 1 EL Kokosöl

Zubereitung:

1. Kokosöl in eine Pfanne geben. ohne
2. Speck knusprig braten.
3. Ei hinzugeben und je nach Geschmack Spiegel –oder Rührei machen.

Ketogene Sandwiches

Dauer: 30 Minuten | Schwierigkeitsgrad: mittel | Portionen: 2

Kohlenhydrate 4 g | Fett 43 g | Eiweiß 23 g

Zutaten:

- 50 g Frischkäse
- 1 großes Ei
- 15 g Schinken
- 15 g Käse
- 3 Scheiben Gouda

Zubereitung:

1. Eiweiß vom Eigelb trennen und aufschlagen.
2. Eigelb mit dem Frischkäse verrühren und mit Salz und Pfeffer würzen.
3. Vorsichtig die Frischkäse Masse unter das Eiweiß heben.
4. Auf ein Backblech in 2 Portionen teilen und auf 150° für 20-30 Minuten in den Ofen.
5. Mit Butter bestreichen und nach Belieben belegen.

Joghurt mit Beeren

Dauer: 30 Minuten | Schwierigkeitsgrad: einfach | Portionen: 2

Kohlenhydrate 9 g | Fett 16 g | Eiweiß 5 g

Zutaten:

- 50 g griechischer Joghurt
- 30 g Beeren
- 1 EL geraspelte Kokosnuss

Zubereitung:

1. Joghurt in eine Schüssel geben.
2. Frische oder gefrorene Beeren hinzugeben und umrühren.
3. Die Kokosnuss hinzugeben und genießen.

Zimtschnecken

Dauer: 20 Minuten | Schwierigkeitsgrad: mittel | Portionen: 2

Kohlenhydrate 58 g | Fett 112 g | Eiweiß 83 g

Zutaten:

- 200g Mozzarella (gerieben)
- 88g Mandelmehl
- 30g Frischkäse
- 8 g Backpulver
- 1 Eier
- 2 EL kochendes Wasser
- 2 EL Rohrzucker
- 2 EL Zimt
- Frosting:
- 2 EL Frischkäse
- 1 EL griechischer Joghurt
- 1/2 EL Rohrzucker
- 1/2 EL Zimt

Zubereitung:

1. Backofen auf 170 Grad mit Ober- und Unterhitze vorheizen. Frischkäse und Mozzarella in eine mikrowellengeeignete Schüssel geben und solange erhitzen bis der Mozzarella geschmolzen ist. Nun das Ei hinzurühren, danach das Mandelmehl und das Backpulver, Zimt und Rohrzucker hinzugeben.
2. Alles gut durchkneten, wenn er klebt noch ein bisschen Mehl hinzufügen. Den Teig ganz dünn auf einem Backbleck mit Backpapier rollen und mit der Füllung bestreichen. Für die Füllung heißes Wasser mit Rohrzucker und Zimt zusammenrühren. Den Teig zusammenrollen und in ein paar Zentimeter breite Schnecken schneiden.
3. Die Schnecken für 20 min backen lassen und wenn sie leicht braun sind aus dem Ofen nehmen.
4. Währenddessen für das Frosting Joghurt, Frischkäse, Zimt und Rohrzucker zusammenmischen und auf die frischen, warmen Zimtschnecken streichen.

Wrap mit Lachs

Dauer: 20 Minuten | Schwierigkeitsgrad: mittel | Portionen: 2

Kohlenhydrate 7 g | Fett 35 g | Eiweiß 24 g

Zutaten:

- 2 mittelgroße Eier
- Prise Salz und Pfeffer
- 2TL Kokosöl
- ½ Avocado
- 3 zweige Koriander
- 1 mittelgroße Zitronen
- 4 mittelgroße Tomaten
- 100g Räucherlachs

Zubereitung:

1. Eier einzeln aufschlagen und mit Salz und Pfeffer abschmecken.

2. Die Hälfte des Kokosöls in eine Pfanne geben, dann ein Ei hineingeben und die Pfanne so hin und her bewegen, bis das Ei den kompletten Pfannenboden bedeckt, ein Wrap entsteht. Mit dem zweiten Ei genauso verfahren.

3. Avocado mit einer Gabel zerdrücken, Koriander hacken, Zitronen auspressen, alles vermischen und auf den Wrap streichen.

4. Tomaten in Würfel schneiden und mit dem Lachs zusammen gleichmäßig drauf verteilen.

Toast

Dauer: 20 Minuten | Schwierigkeitsgrad: einfach | Portionen: 2

Kohlenhydrate 6 g | Fett 52 g | Eiweiß 58 g

Zutaten:

- 6 mittelgroße(s) Ei(er)
- 2TL Rapsöl
- 400 g Champignon(s)
- 2TL Schnittlauch

Zubereitung:

1. Zwiebeln fein würfeln, Pilze in Scheiben schneiden und in Öl anbraten.

2. Eier aufschlagen und verrühren, mit Salz und Pfeffer abschmecken.

3. Eiermasse in die Pfanne geben und nach Geschmack Schnittlauch hinzugeben.

Huevos Rancheros

Dauer: 30 Minuten | Schwierigkeitsgrad: anspruchsvoll | Portionen: 2

Kohlenhydrate 11 g | Fett 47 g | Eiweiß 19 g

Zutaten:

- 1 mittelgroße Zwiebel
- 2 Zehen Knoblauch
- 1 mittelgroße Paprika
- 2 mittelgroße Tomaten
- 1 Schote Chili (grün)
- 1 EL Kokosöl
- 1 TL Salz
- 1/4 TL Pfeffer
- 1/2 TL Cayennepfeffer
- 100 ml Gemüsebrühe
- 4 mittelgroße Eier
- 1 mittelgroße Avocado
- 1 mittelgroße Limette (nur der Saft, auspressen)
- 1 Handvoll Koriander (frisch)

Zubereitung:

1. Zwiebeln schälen und fein würfeln. Knoblauch abziehen und pressen. Paprika, Tomaten und die Chili waschen, von Kernen befreien und in Würfel schneiden.
2. In einer Pfanne mit Öl die Zwiebelwürfel, den Knoblauch und die Paprikawürfel 4 Minuten braten. Dann die Tomatenwürfel, die Chili, Salz, Pfeffer und Cayennepfeffer darüber streuen und weitere 2 Minuten braten.
3. Brühe angießen und kurz aufkochen lassen, dann 10 Minuten zu einer dickflüssigen Salsa einkochen lassen.
4. In der Zwischenzeit Spiegeleier in einer neuen Pfanne braten. Die Avocado vom Kern befreien, schälen und in Scheiben schneiden, sofort mit Limettensaft beträufeln, damit Sie nicht braun werden.
5. Die Salza mit den Spiegeleiern und den Avocado-Scheiben auf zwei Teller anrichten und mit Salz und Pfeffer anrichten.

Papaya-Quark

Dauer: 5 Minuten | Schwierigkeitsgrad: einfach | Portionen: 2

Kohlenhydrate 24 g | Fett 7 g | Eiweiß 26 g

Zutaten:

- 1 mittelgroße Papaya
- 2TL Honig
- 200g Naturjoghurt
- 2TL Leinsamen
- 300g Magerquark

Zubereitung:

1. Papaya schälen, entkernen und würfeln.
2. Honig, Quark und Joghurt verrühren.
3. Leinsamen und Fruchstücken dazugeben und servieren.

Kokos-Protein Mix

Dauer: 10 Minuten | Schwierigkeitsgrad: einfach | Portionen: 2

Kohlenhydrate 22 g | Fett 30 g | Eiweiß 17 g

Zutaten:

- 2 EL Kokoschips (Flocken, Flakes)
- 4 EL Mandelblättchen
- 2 TL Whey- Proteinpulver
- 50 g Beeren (gemischt)
- 1 Prise Zimt
- 250 g Kokosjoghurt

Zubereitung:

1. Kokoschips und Mandelblättchen in einer Pfanne anrösten (ohne Fett).
2. Kokosjoghurt mit Zimt und Proteinpulver vermischen.
3. Auf 2 Schüsseln aufteilen und mit gerösteten Nüssen und Beeren bestreuen.

Bunter Tomatensalat

Dauer: 15 Minuten | Schwierigkeitsgrad: einfach | Portionen: 2

Kohlenhydrate 9 g | Fett 35 g | Eiweiß 21 g

Zutaten:

- 500 g bunte Tomaten
- 4 - 6 Scheiben Parmaschinken
- 2 Schalotten
- 2 Eier
- 4 EL Olivenöl
- Petersilie
- Meersalz
- Pfeffer

Zubereitung:

1. Tomaten waschen und abtropfen, in kleine Stücke schneiden. 2 El Öl dazugeben und würzen.

2. Schalotten schälen und in feine Würfel schneiden. Petersilie waschen, trocken schütteln, grob hacken und dazu geben.

3. Restliches Olivenöl in einer Pfanne erhitzen und die Eier für 3-4 Minuten braten.

4. Parmaschinken, Tomatensalat und je ein Spiegelei auf einem Teller anrichten.

Spiegelei im Brot

Dauer: 15 Minuten | Schwierigkeitsgrad: einfach | Portionen: 2

Kohlenhydrate 17,6 g | Fett 76,2 g | Eiweiß 46 g

Zutaten:

- 4 Scheiben Ketogenes Brot
- 2 Ei
- 1 Avocado
- 1 Handvoll Feldsalat oder Rucola
- 2 EL frischer Limettensaft
- 16-18 Stängel Koriander
- 2 EL Bio Apfelessig
- Thymian, gerebelt
- Muskat
- Meersalz (Fleur de sel)
- Pfeffer

Zubereitung:

1. Salat und Koriander waschen und abtropfen. Avocadofruchtfleisch mit einer Gabel zerdrücken.

2. Koriander hacken und zusammen mit dem Limettensaft und der Avocado verrühren und mit Salz und Pfeffer abschmecken.

3. Für das Ei zunächst Wasser zum kochen bringen. Apfelessig ins Wasser geben, Topf von der Herdplatte nehmen.

4. Ei aufschlagen, in eine Tasse geben und von dort aus ins Wasser geben. Topf wieder auf die Herdplatte stellen und 2-3 Minuten kochen lassen.

5. Ketogenes Brot toasten. Salat auf die Scheibe legen und mit Avocado-Creme bestreichen, das Ei in die Mitte legen und mit Thymian und Muskatnuss bestreuen. Die Brotscheiben zu einem Sandwich zusammenklappen.

Mittagessen

Kaiserschmarrn

Dauer: 15 Minuten | Schwierigkeitsgrad: einfach | Portionen: 2

Kohlenhydrate 8,2 g | Fett 87 g | Eiweiß 30,1 g

Zutaten:

- 2 Eier
- 100 ml Kokosmilch
- 70 g Mandelstaub (alternativ gemahlene Mandeln)
- 1 TL Weinstein Backpulver
- 1 TL Flohsamenschalen
- 20 g Kokosöl

Zubereitung:

1. Die Eier in einer großen Schüssel schaumig schlagen. Die Sahne, Flohsamenschalen, Backpulver und Mandelmehl unterführen.

2. Den Teig ca. 10-15 Minuten ruhen lassen. Währenddessen den Backofen auf 175° Umluft vorheizen.

3. Verteilt auf zwei kleine Pfannen 20g Kokosöl erhitzen und die Eiermasse gleichmäßig aufteilen und kurz Backen.

4. Für 8 Minuten in den Backofen. Anschließend zerpflücken und auf zwei Teller aufteilen.

Lachsburger

Dauer: 20 Minuten | Schwierigkeitsgrad: mittel | Portionen: 2

Kohlenhydrate 22 | Fett 81 g | Eiweiß 155 g

Zutaten:

- 300 g Lachs
- 1/2 Ei
- 1/4 Zwiebel
- ½ TL Salz
- ¼ TL Pfeffer
- 25 g Weidebutter Grünes Püree
- 250 g Brokkoli
- 75 g Butter
- 25 g Parmesankäse Zitronenbutter
- 50 g Weidebutter
- 2 EL Zitronensaft

Zubereitung:

1. Den Fisch in Würfel oder Stücke schneiden und mit dem Ei, Zwiebel, Salz und Pfeffer für 45 Sekunden mixen. Den Backofen auf 120° vorheizen.

2. Aus der groben Masse 3 bis 4 Burger formen und etwa 4 bis 5 Minuten von beiden Seiten anbraten. Anschließend in den Backofen stellen.

3. Den Brokkoli waschen und teilen. In ausreichend Salzwasser kochen, bis der Brokkoli gar ist.

4. Den Brokkoli mit der Butter und dem Parmesankäse in einem Mixer verrühren und mit Salz und Pfeffer abschmecken.

5. Die Butter mit dem Zitronensaft verrühren und abschmecken.

Ofengemüse

Dauer: 25 Minuten | Schwierigkeitsgrad: mittel | Portionen: 2

Kohlenhydrate 8,8 g | Fett 92,4 g | Eiweiß 15,8 g

Zutaten:

- 500 g Brokkoli
- 250 g Champignons
- 20 g Ghee
- 200 ml Sahne
- 200 g Käse
- 20 g Butter
- Salz und Pfeffer

Zubereitung:

1. Den Backofen auf 170° vorheizen.

2. Brokkoli waschen, schneiden und in Salzwasser bissfest kochen. Währenddessen Ghee in einer Pfanne erhitzen und die geschnittenen Pilze darin anbraten.

3. Käse reiben, zu der Sahne geben und gut würzen.

4. Eine Auflaufform mit Butter einfetten und alle Zutaten hineinfallen. Die Käse SahneMischung drüber geben und für etwa 10 Minuten überbacken.

Rosenkohl-Auflauf

Dauer: 30 Minuten | Schwierigkeitsgrad: einfach | Portionen: 2

Kohlenhydrate 25,5 g | Fett 220,6 g | Eiweiß 116,9 g

Zutaten:

- 200 g mittelalter Gouda oder Bergkäse
- 250 g Baconstreifen
- 200 g Sahne 35%
- 800 g Rosenkohl
- Salz und Pfeffer

Zubereitung:

1. Den Rosenkohl bissfest kochen und in eine Auflaufform geben.
2. Käse reiben, Bacon in kleine Stücke schneiden und mit der Sahne verrühren.
3. Alles abschmecken und über den Rosenkohl gießen.
4. Bei 175° etwa 25-30 Minuten backen.

Brokkoli Lauch Suppe

Dauer: 15 Minuten | Schwierigkeitsgrad: mittel | Portionen: 2

Kohlenhydrate 22,9 g | Fett 166,1 g | Eiweiß 52 g

Zutaten:

- 100 g Lauch
- 200 g Brokkoli
- 400 ml Wasser
- 100 g sahniger Frischkäse
- 50 g Cheddar
- 50 g Weidebutter
- ½ TL Salz
- ¼ TL gemahlener Pfeffer
- ½ TL Kurkuma

Zubereitung:

1. Lauch waschen, grünen und weißen Teil grob hacken. Die dicken Stile des Brokkoli in dünne Scheiben schneiden. Reste in kleine Röschen teilen und an die Seite stellen.

2. Das Gemüse in Salzwasser bissfest kochen, anschließend die Röschen hinzugeben und einige Minuten kochen lassen.

3. Alle restlichen Zutaten in den Topf füllen und mit einem Stabmixer pürieren.

Rosenkohlsuppe

Dauer: 20 Minuten | Schwierigkeitsgrad: einfach | Portionen: 2

Kohlenhydrate 19,8 g | Fett 161,4 g | Eiweiß 25,5 g

Zutaten:

- 200 g Rosenkohl
- 50 g Kokosöl
- 300 ml Brühe
- 10 g Crème fraîche
- Salz
- Pfeffer
- Kurkuma

Zubereitung:

1. Rosenkohl waschen und halbieren. In einem großen Topf kurz in Kokosöl anbraten. Anschließend mit der Brühe ablöschen.

2. Einen Deckel auf den Topf legen und 20 Minuten köcheln lassen.

3. Danach mit einem Stabmixer die Suppe pürieren und Creme fraîche hinzugeben. Mit Salz, Pfeffer und Kurkuma abschmecken.

Janssons Versuchung

Dauer: 15 Minuten | Schwierigkeitsgrad: anspruchsvoll | Portionen: 2

Kohlenhydrate 29 g | Fett 210,3 g | Eiweiß 56,8 g

Zutaten:

- 200 g Rettich
- 2 Schalotten
- 10 g Ghee
- 100 ml Sahne
- 100 g sahniger Frischkäse
- 50 g Sardellenfilets
- 25 g gemahlene Mandeln
- Salz
- Pfeffer

Zubereitung:

1. Den Backofen auf 200° vorheizen.

2. Rettich in sehr dünne Scheiben schneiden und etwa 8 Minuten in Salzwasser kochen. Anschließend die Schalotten pellen und auch in sehr dünne Scheiben schneiden und in Ghee anbraten.

3. Sardellen, Frischkäse, Sahne, Salz und Pfeffer in eine Schüssel geben und verrühren.

4. Schalotten und Rettich in die Auflaufform legen. Darüber die Sahnesaucen und oben drauf das Mandelmehl geben. Für etwa 40 Minuten überbacken.

Feta-Meatballs

Dauer: 18 Minuten | Schwierigkeitsgrad: einfach | Portionen: 2

Kohlenhydrate 0,3 g | Fett 6,6 g | Eiweiß 7,4 g

Zutaten:

- 400 g Rinderhackfleisch
- 30 g Mandelmehl
- 1 Ei
- 30g geriebener Parmesan
- 125g Feta-Käse
- Etwas Petersilie
- Etwas Oregano
- 10 ml Olivenöl
- Prise Salz, Pfeffer

Zubereitung:

1. Alles bis auf das Olivenöl und den Feta miteinander vermengen und gut mit den Gewürzen würzen.

2. Feta in kleine Würfel schneiden.

3. Eine kleine Portion des Fleischs flach drücken, einen Fetawürfel in die Mitte legen und mit dem Fleisch umschließen. Diesen Vorgang so lange wiederholen bis alle Zutaten verbraucht sind.

4. Die Fleischbällchen bei hoher Hitze in einer Pfanne mit dem Olivenöl von jeder Seite gut anbraten.

Brokkoli-Feta-Auflauf

Dauer: 40 Minuten | Schwierigkeitsgrad: einfach | Portionen: 2

Kohlenhydrate 17,6 g | Fett 36,9 g | Eiweiß 33,1 g

Zutaten:

- 600 g Brokkoli
- 160 g Tomate
- 60 g Zwiebel
- 1 Knoblauchzehe
- 120 g Feta
- 2 Eier
- 140 ml Kochsahne
- 2 TL Rapsöl
- 20 g Sesam
- Rosmarin
- Thymian
- Salz, Pfeffer
- Muskat

Zubereitung:

1. Eine Auflaufform mit etwas Öl einfetten und den Backofen auf 180 Grad vorheizen.
2. Den Brokkoli säubern und in Röschen trennen. In einem Topf mit Wasser und Salz, den Brokkoli für ca. 5 min garen. Das Wasser abgießen, den Brokkoli abschrecken und in die Auflaufform geben.
3. Knoblauch und Zwiebeln klein schneiden und beides in einer Pfanne mit ÖL kurz andünsten. Währenddessen die Tomaten waschen, in mundgerechte Stücke schneiden und in die Auflaufform geben. Den angedünsteten Knoblauchund die Zwiebeln nun ebenfalls in die Form tun.
4. Sahne und Ei miteinander verrühren und mit Muskat, Salz, Pfeffer würzen und mit Rosmarin, Thymian abschmecken. Nun über das Gemüse gießen.
5. Den Feta auf das Gemüse bröseln und alles für 20-25 min im Ofen backen. Zum Schluss den Sesam darüber streuen.

Zucchininudeln in Mozzarella

Dauer: 30 Minuten | Schwierigkeitsgrad: mittel | Portionen: 2

Kohlenhydrate 25 g | Fett 41 g | Eiweiß 21 g

Zutaten:

- 500 g Zucchini
- 140 g Cherrytomaten
- 120 g Mozzarella (Kugeln)
- 2 Zwiebeln
- 4 Knoblauch
- 100 g Tomatenmark
- 250 ml Gemüsebrühe
- Salz, Pfeffer
- 10 g Oregano

Zubereitung:

1. Zucchini säubern und durch den Spiralschneider drehen oder in lange, dünne Scheiben (Nudeln) schneiden.

2. Tomaten waschen und halbieren. Mozzarella abgießen und ebenfalls halbieren.

3. Oregano waschen und klein schneiden. Knoblauch und Zwiebeln schälen und klein hacken.

4. Die Zucchini-Nudeln in einer Pfanne mit Olivenöl schwenken.

5. Währenddessen in einem Topf mit Öl Knoblauch und Zwiebeln andünsten. Danach Tomatenmark, Gemüsebrühe hinzufügen und mit Salz, Pfeffer würzen. Alles gut verrühren und vorsichtig zu den Nudeln geben.

6. Tomaten, Mozzarella, Oregano ebenfalls hinzugeben und alles vorsichtig vermengen.

Putenpfanne

Dauer: 30 Minuten | Schwierigkeitsgrad: einfach | Portionen: 2

Kohlenhydrate 20 g | Fett 81 g | Eiweiß 110 g

Zutaten:

- 200 g Pak Choi
- 400 g Putenbrust
- 200 g Kräuterseitlinge
- 2 Zwiebeln
- 4 Knoblauchzehen
- 200 ml Schmand
- 4 EL Olivenöl
- Salz, Pfeffer

Zubereitung:

1. Putenbrust in 1,5 cm breite Streifen schneiden. Kräuterlinge säubern und in Streifen schneiden. Pak Choi waschen, abtropfen und in Scheiben schneiden. Knoblauch und Zwiebeln schälen und klein hacken.

2. In einer Pfanne mit etwas Olivenöl die Putenbruststreifen von jeder Seite ca. 2-3 min anbraten und mit Salz und Pfeffer würzen. Die angebratenen Streifen in eine Auflaufform geben, mit Alufolie bedecken und bei 150 Grad weitergaren.

3. Knoblauch und Zwiebeln in der Pfanne mit Olivenöl leicht anschwitzen, danach die Kräutersaitlinge dazu geben und nach 3 min den Pak Choi ebenfalls in die Pfanne geben.

4. Alles ca. 10 min leicht kochen lassen, danach Schmand unterrühren und köcheln lassen.

5. Putenfleisch aus dem Ofen nehmen, Gemüse vom Herd nehmen und servieren.

Chili con Carne mit Paprika

Dauer: 40 Minuten | Schwierigkeitsgrad: mittel | Portionen: 2

Kohlenhydrate 50 g | Fett 56,4 g | Eiweiß 56,1 g

Zutaten:

- 200 g gemischtes Hackfleisch
- 200 g Paprika
- 100 g Kidneybohnen
- 200 g Tomate
- 80 g Zwiebel
- 2 Knoblauchzehen
- 1 Chilischote
- 300 ml Rinderbrühe
- 200 g Passierte Tomaten
- Paprikapulver
- Chiliflocken
- Salz, Pfeffer
- 2 TL Crème Légère

Zubereitung:

1. Zwiebel und Knoblauch klein hacken und in einer Pfanne mit Olivenöl andünsten. Hackfleisch hinzugeben und anbraten.

2. Paprika, Chilischote und Tomaten säubern, klein schneiden und mit den Kidneybohnen zum Hackfleisch hinzugeben.

3. Die Brühe und passierten Tomaten ebenfalls in die Pfanne geben. Alles mit Salz, Pfeffer, Chiliflocken, Paprikapulver abschmecken und 20 min köcheln lassen.

4. Nach den 20 min mit 2 TL Crème Légère garnieren und servieren.

Flammkuchen mit Rucola

Dauer: 40 Minuten | Schwierigkeitsgrad: einfach | Portionen: 2

Kohlenhydrate 26,2 g | Fett 96,4 g | Eiweiß 131 g

Zutaten:

- 4 Eier
- 160 g Magerquark
- 40 g Mandelmehl
- 200 g Emmentaler gerieben
- 100 g Crème Légère
- 100 g Champignons
- 100 g Tomaten
- 50 g Rucola
- Salz, Pfeffer

Zubereitung:

1. Backofen auf 180 Grad vorheizen.

2. Quark, Eier, Mandelmehl gut verrühren und 140 g Emmentaler unterheben.

3. Den Teig auf einem Backblech mit Backpapier geben, zu einem glatten runden Fladen verstreichen und im Ofen 15- 18 min backen.

4. Währenddessen den Rucola, Tomaten und Champignons waschen. Tomaten und Champignons in Scheiben schneiden.

5. Teig aus dem Ofen nehmen, mit Crème Légère bestreichen und nach Geschmack mit Salz, Pfeffer würzen. Tomaten, Champignons drauf legen und den restlichen Käse darüber streuen. Erneut in den Ofen schieben und für 15-20 min backen lassen.

6. Zum Schluss mit Rucola belegen und genießen.

Burger-Spieße

Dauer: 20 Minuten | Schwierigkeitsgrad: einfach | Portionen: 2

Kohlenhydrate 1 g | Fett 5,7 g | Eiweiß 5,5 g

Zutaten:

- 200 g gemischtes Hackfleisch
- 30 g Zwiebel
- 1 Ei
- 1 TL Senf
- 1 EL Rapsöl
- 100 g Kirschtomaten
- 2 Salatblätter
- 40 g Cheddar
- 30 g Essiggurken
- 1 EL Ketchup
- Salz, Pfeffer

Zubereitung:

1. Zwiebeln schälen und klein hacken. Zwiebeln, Hackfleisch, Senf, Ei in eine Schüssel geben, mit Salz und Pfeffer würzen und alles gut verkneten.

2. Aus der Masse 10 Hackbällchen formen und in einer Pfanne mit Öl gut anbraten.

3. Tomaten waschen, Essiggurken in Scheiben schneiden und Salat in kleine Stücke reißen. Den Käse in 10 Würfel schneiden.

4. Alles auf Holzspieße stecken und mit Ketchup beträufeln.

Bunte Gemüsepfanne

Dauer: 20 Minuten | Schwierigkeitsgrad: einfach | Portionen: 2

Kohlenhydrate 42,2 g | Fett 54,4 g | Eiweiß 10,6 g

Zutaten:

- 160 g Bohnen
- 160 g Kirschtomaten
- 200 g Paprika
- 160 g Karotte
- 80 g Zwiebel
- 2 Knoblauchzehen
- 2 Stangen Lauchzwiebeln
- 1 EL Olivenöl
- 2 TL Butter
- Salz, Pfeffer

Zubereitung:

1. Bohnen säubern, beide Enden abschneiden und für 5 min köcheln lassen. Nach den 5 min abgießen.

2. Währenddessen Tomaten, Lauchzwiebeln, Paprika waschen. Tomaten halbieren, Lauchzwiebeln klein hacken und Paprika in Stücke schneiden. Karotte schälen und in Scheiben schneiden, Zwiebeln und Knoblauch klein hacken.

3. Zwiebeln und Knoblauch in einer Pfanne mit Butter und Olivenöl kurz andünsten. Danach Karotten, Paprika hinzugeben und 5 min anbraten. Bohnen, Lauchzwiebeln und Tomaten ebenfalls in der Pfanne 2-3 min anbraten und mit Salz und Pfeffer würzen.

Quark-Gnocchi

Dauer: 35 Minuten | Schwierigkeitsgrad: mittel | Portionen: 2

Kohlenhydrate 6,2 g | Fett 5,7 g | Eiweiß 14,1 g

Zutaten:

- 250 g Magerquark
- 1-2 Eier
- 2 ½ Guarkenmehl
- ½ Zwiebel
- 1 Knoblauchzehe
- 2 Stangen Lauchzwiebel
- 200 g Kirschtomaten
- 30 g Parmesan
- 1 EL Olivenöl
- Salz, Pfeffer
- ½ Bund Basilikum
- getrockneter

Zubereitung:

1. Eier und Quark in einer Schüssel gut verrühren. Guarkenmehl unterrühren und mit Salz, Pfeffer würzen. 20 Minuten stehen lassen, danach kleine Kugeln formen und plattdrücken.
2. Währenddessen Basilikum und Lauchzwiebeln waschen und klein hacken. Zwiebel, Knoblauch schälen und klein hacken. Kirschtomaten waschen und halbieren.
3. In einer Pfanne mit Olivenöl die Zwiebeln glasig andünsten. Dann Lauchzwiebeln und Knoblauch dazugeben und kurz braten. Tomaten ebenfalls hinzugeben und alles bei niedriger Hitze 10 min köcheln lassen. Nebenbei mit Salz, Pfeffer, Oregano und Basilikum würzen und verrühren.
4. Gnocchi vorsichtig in einen großen Topf mit etwas Salz geben und kochen lassen, bis sie oben schwimmen.
5. Gnocchi mit der Tomatensoße vermischen und Parmesan darüber streuen.

Spitzkohl-Hack-Pfanne

Dauer: 25 Minuten | Schwierigkeitsgrad: einfach | Portionen: 2

Kohlenhydrate 11,6 g | Fett 29,1 g | Eiweiß 35,3 g

Zutaten:

- 1 Spitzkohl
- 2 Zwiebeln
- 400 g Hackfleisch
- 50 ml Gemüsebrühe
- 100 g Kräuterfrischkäse
- 150 ml Rama Crèmefine (7%)
- 1 EL Olivenöl
- Salz, Pfeffer
- Muskat

Zubereitung:

1. Spitzkohl säubern, halbieren, Strunk herausschneiden und Streifen schneiden. Zwiebel schälen und klein hacken.

2. Hackfleisch in einer Pfanne mit Olivenöl anbraten und Zwiebeln hinzugeben.

3. Spitzkohl, Brühe ebenfalls in die Pfanne geben und etwa 10 min garen. Mit Salz und Pfeffer abschmecken.

4. Frischkäse, Sahne in die Pfanne geben und etwa 5 min köcheln lassen. Alles nochmal mit Salz, Pfeffer und etwas Muskat abschmecken.

Salsiccia mit Ofengemüse

Dauer: 50 Minuten | Schwierigkeitsgrad: einfach | Portionen: 2

Kohlenhydrate 7,9 g | Fett 10 g | Eiweiß 13,2 g

Zutaten:

- ½ Zuccini
- 1 Paprika
- 100 g Kirschtomaten
- ½ Brokkoli
- 2 Salsiccia Bratwürste
- 2 EL Olivenöl
- Getrockneter Basilikum
- Getrockneter Oregano
- Knoblauchpulver
- Salz, Pfeffer

Zubereitung:

1. Backofen auf 200 Grad vorheizen.

2. Das Gemüse säubern, trocknen und in mundgerechte Stücke schneiden. Brokkoli in Röschen teilen. Dann alles in eine Schüssel geben und mit dem Olivenöl, Knoblauch, Kräutern, Salz, Pfeffer vermengen und in eine Auflaufform geben.

3. Die Salsiccia in Scheiben schneiden, in die Form geben und mit dem Gemüse verrühren.

4. 40 min im Ofen backen und nach 20 min einmal wenden.

Bunte Salatbowle mit Tahini

Dauer: 15 Minuten | Schwierigkeitsgrad: einfach | Portionen: 2

Kohlenhydrate 6 g | Fett 13 g | Eiweiß 4 g

Zutaten:

- 2 Karotten
- ¼ Gurke
- 10 Cherrytomaten
- 100 g Rucola
- 6 Radieschen
- 1-2 Stängel Frühlingszwiebel
- 1 EL Tahini-Sesampaste
- 2-3 Olivenöl
- Salz, Pfeffer
- Sesam
- 2-3 EL Wasser
- 1 EL Balsamico di Modena
- 2 Erdbeeren
- Oder Frischer Koriander

Zubereitung:

1. Gemüse waschen und klein schneiden. Rucola ebenfalls waschen. Karotten mit Reibe in eine große Schüssel reiben. Frühlingszwiebel fein schneiden. Das ganze Gemüse in die Schüssel geben.

2. Für das Dressing den EL Tahini-Sesampaste, Olivenöl, Wasser, Essig, Salz, feffer gut vermischen und über das Gemüse gießen und gut vermengen.

3. Rucola in eine Bowle legen, das Gemüse darin verteilen und mit den geschnittenen Erdbeeren oder frischem Koriander garnieren.

Kleine Auberginen-Pizzen

Dauer: 15 Minuten | Schwierigkeitsgrad: einfach | Portionen: 2

Kohlenhydrate 3,5 g | Fett 11 g | Eiweiß 10 g

Zutaten:

- 1 Aubergine
- 100 g Mozzarella
- Etwas Tomatensoße
- Prise schwarzer Pfeffer

Zubereitung:

1. Backofen mit Umluft und Oberhitze auf 170 Grad vorheizen und ein Backblech mit Backpapier auslegen.

2. Aubergine in normal dicke Scheiben schneiden und 5 min backen lassen.

3. Nach den 5 min, die Scheiben herausnehmen, sofort mit der Tomatensoße bestreichen und mit Mozzarella bestreuen.

4. Erneut die Pizzen für 10 min im Ofen backen lassen und genießen.

Brokkoli-Pilz-Feta-Gratin

Dauer: 20 Minuten |Schwierigkeitsgrad: einfach | Portionen: 1 Gratin

Kohlenhydrate 6,5 g | Fett 23,8 g | Eiweiß 30,4 g

Zutaten:

- 150 g Brokkoli
- 60g Champignons
- 60 g geriebener Käse
- 30 g Feta
- Prise Salz, Pfeffer

Zubereitung:

1. Ofen mit Umluft und Oberhitze auf 180 Grad vorheizen. Brokkoli in Röschen schneiden und den Strunk entfernen. Champignons säubern und halbieren.

2. Brokkoli und Champignons in einem Topf mit leicht gesalzenem Wasser 5-6 min garen lassen. Dann mit kaltem Wasser abschrecken.

3. Ein bisschen Feta und geriebenen Käse in eine Auflaufform geben, das angekochte Gemüse darauf verteilen und noch einmal Käse und Feta darüber streuen. Alles mit Salz und Pfeffer würzen.

4. Ca. 15 min im Ofen backen, bis der Käse verlaufen ist und beginnt braun zu werden.

Wraps mit Gemüse

Dauer: 30 Minuten | Schwierigkeitsgrad: einfach | Portionen: 2

Kohlenhydrate 1 g | Fett 12 g | Eiweiß 8 g

Zutaten:

- 2 Karotten (mittelgroß)
- 75 g Emmentaler (gerieben)
- 2 Eier M
- 2 EL Mandelmehl
- 6 Cherrytomaten
- 1 Handvoll Rucola
- 20 g Mozzarella
- Prise Salz, Pfeffer
- Etwas Ketchup

Zubereitung:

1. Den Ofen auf 200 Grad mit Umluft vorheizen.
2. Karotten schälen und grob reiben. Anschließend in eine Schüssel geben, leicht mit Wasser bedecken und für 5 min in die Mikrowelle stellen.
3. Die Karotten in ein Küchentuch legen und nach kurzer Zeit gut ausdrücken.
4. Die Karotten mit den Eiern, Mandelmehl und dem geriebenen Käse vermischen. Alles Mit Salz und Pfeffer würzen.
5. Den Teig in drei Teile teilen und auf dem Backblech platt und rund verteilen. Die Wraps ca. 15 min backen lassen, danach genug abkühlen lassen.
6. Tomaten und Rucola waschen. Tomaten halbieren und den Mozzarella klein schneiden.
7. Alle Zutaten gleichmäßig auf den Wraps verteilen und nach Geschmack noch würzen oder ein bisschenKetchup drüber geben.

Butter-Zitronenhühnchen

Dauer: 35 Minuten | Schwierigkeitsgrad: einfach | Portionen: 2

Kohlenhydrate 2 g | Fett 19 g | Eiweiß 10,5 g

Zutaten:

- 500 g Hühnchenschenkel
- ¼ Ananas
- 20 g Champignons
- ¼ Brokkoli
- 1 Knoblauchzehe
- ½ Zwiebel
- 100 ml Sahne
- 50 ml saure Sahne
- 20 g Butter
- ½ Zitrone
- Prise Chili
- Prise Salz, Pfeffer
- Prise Kardamom
- Frische Minze

Zubereitung:

1. Hühnerschenkel in einer Pfanne mit Butter von jeder Seite scharf anbraten. Währenddessen Champignons säubern und in dünne Scheiben schneiden. Brokkoli in einem Topf mit Salzwasser kochen, den fertigen Brokkoli und die Ananas klein scheiden.
2. Knoblauch und Zwiebel klein hacken. Das fertige Hühnchen aus der Pfanne nehmen und die Zwiebel und den Knoblauch in der gleichen Pfanne goldbraun andünsten. Ananas in Würfel schneiden.
3. Champignons nach Geschmack anbraten, den Brokkoli und die Ananas dazugeben. Saure Sahne und normale Sahne ebenfalls hinzugeben und auf niedriger Hitze kochen lassen. Alles mit Salz, Pfeffer, Majoran, Chili und Kardamom abschmecken.
4. Gebratenen Hühnchenschenkel erneut in die Pfanne legen und 10 min mit köcheln lassen. Den Zitronensaft der halben Zitrone in die Pfanne pressen. Die Minze waschen, klein hacken und ebenfalls dazugeben.

Konjaknudelsalat mit Tofu

Dauer: 30 Minuten | Schwierigkeitsgrad: einfach | Portionen: 2

Kohlenhydrate 30 g | Fett 50 g | Eiweiß 46 g

Zutaten:

- 400 g breite Konjaknudeln
- 2 Limetten
- 6 EL Sesam
- 4 EL Sojasauce
- 2 EL geröstetes Sesamöl
- 2 EL Mushroomsauce
- 2 haselnussgroße Stücke Asantharz
- 10 ml Gemüsebrühe
- 250 g Kimchi
- 200 g Austernpilze
- 400 g fester Tofu
- 200 g grüne Bohnen
- 100 g Chinakohl
- 2 Hände voll Erdnüsse
- Kokosöl
- Salz, Pfeffer

Zubereitung:

1. Sesam in einer Pfanne ohne Öl anbraten und mit dem Limettensaft, Sojasauce, Mushroomsauce und Gemüsebrühe verrühren.
2. Asantharz klein hacken und in einer neuen Pfanne mit Sesamöl bei mittlerer Hitze anrösten und in die erste Pfanne dazugeben.
3. Chinakohl und Kimchi in Streifen schneiden. Erdnüsse einer Pfanne ohne Öl anrösten.
4. Tofu und Austernpilze in einer Pfanne mit Kokosöl goldbraun, knusprig braten. Anschließend mit etwas Sojasauce beträufeln, mit Salz, Pfeffer würzen.
5. Erst die Nudeln auf den Teller geben, dann das Gemüse, Tofu und Austernpilze und zum Schluss alles mit dem Dressing mit den Erdnüssen garnieren.

Gefüllte Salat-Rolls

Dauer: 10 Minuten | Schwierigkeitsgrad: einfach | Portionen: 2

Kohlenhydrate 2,5 g | Fett 3 g | Eiweiß 14,5 g

Zutaten:

- 200 g magerer Schinken
- ¼ rote Paprika
- 2 EL gr. Joghurt
- 2 große Blätter Eisbergsalat
- Frische Kräuter
- 1 Stange Frühlingszwiebel
- Salz, Pfeffer

Zubereitung:

1. Den Joghurt mit den Kräutern mischen und nach Geschmack mit Salz und Pfeffer würzen.

2. Frühlingszwiebel und Paprika waschen. Paprika klein und die Frühlingszwiebel in kleine Ringe schneiden.

3. Salat waschen, gut abtrocknen und ein bisschen mit dem Dressing beschmieren. 1-2 Scheiben Schinken, Paprika und Zwiebeln darauflegen.

4. Vorsichtig und mit Druck alles zusammenrollen und mit einem Zahnstocher fixieren. Nach Bedarf in kleinere Stücke schneiden und ebenfalls mit einem Zahnstocher feststecken.

Goji Karottensuppe

Dauer: 60 Minuten | Schwierigkeitsgrad: mittel | Portionen: 2

Kohlenhydrate 9,4 g | Fett 3 g | Eiweiß 2 g

Zutaten:

- 100 ml Karottensaft
- 25 g Premium Gojibeeren
- 1 Zwiebel
- ½ Chilischote
- 25 g getrocknete Apfelscheben
- 225 g Karotten
- 350 ml Gemüsebrühe
- 50 ml Kokosmilch
- Prise Salz, Pfeffer

Zubereitung:

1. Die Gojibeeren mit dem Karottensaft verrühren und 30 min einweichen lassen.

2. Chilischote, Zwiebel klein hacken und in einer Pfanne glasig andünsten.

3. Karotten in dünne Scheiben schneiden und mit den Apfelscheiben sowie der Gemüsebrühe in die Pfanne geben. Alles für ca. 20-30 min köcheln lassen.

4. Die Kokosmilch mit den Zutaten aus der Pfanne gut sämig pürieren und den Karottensaft mit den Gojibeeren hinzugeben. Die Suppe mit Salz und Pfeffer würzen.

Chili con Carne

Dauer: 130 Minuten | Schwierigkeitsgrad: mittei | Portionen: 2

Kohlenhydrate 13 g | Fett 13 g | Eiweiß 26 g

Zutaten:

- 350 g Putenhackfleisch
- 1 Zwiebel
- 1 Knoblauchzehe
- 1 Karotte
- 1 Paprika
- 1 scharfe Chili
- 400 g geschälte Tomaten
- 100 g Mais
- 200 Kidney-Bohnen
- 20 ml Kokosöl
- Schuss Rotwein (nicht notwendig)
- Prise(n) Salz, Pfeffer
- Paprikapulver

Zubereitung:

1. Zwiebel in kleine Würfel hacken und in einem Topf mit Kokosöl glasig anbraten. Danach das Hackfleisch hinzugeben.
2. Währenddessen Paprika und Karotte schälen, waschen und in kleine Würfel schneiden. Knoblauch erstmal nur schälen. Chili in kleine Ringe schneiden und die Kerne ebenfalls behalten. Alles in den Topf geben und den Knoblauch durch eine Knoblauchpresse reinpressen.
3. Alles unter regelmäßigen Rühren ca. 5 min anbraten. Nun die Tomaten hinzufügen und kräftig mit Salz und Pfeffer würzen.
4. Optimal: das Chili sollte nach Möglichkeit noch ca. 2 Stunden bei mittlerer Hitze weiterköcheln. Den Deckel so auf den Topf setzen, dass er fast geschlossen ist.
5. 5 min vor dem Servieren die Bohnen und den Mais hinzufügen und erneut aufkochen.

Lachsfilet an Senf-Dill

Dauer: 20 Minuten | Schwierigkeitsgrad: einfach | Portionen: 2

Kohlenhydrate 20 g | Fett 95 g | Eiweiß 82 g

Zutaten:

- 400 g Lachsfilet
- 10 Champignons
- 2 TL Dill-Senf
- 20 ml Olivenöl
- Prise Salz, Pfeffer
- Rucola
- Dressing:
- Balsamico
- Essig
- Öl
- Salz, Pfeffer
- Evtl. Wasser

Zubereitung:

1. Rucola waschen, zerrupfen und in eine Schüssel geben. Champignons säubern und vierteln.

2. Lachs in einer Pfanne mit Öl anbraten und etwas mit Salz und Pfeffer würzen. In einer anderen Pfanne die Champignons ebenfalls anbraten.

3. Lachs auf einen Teller servieren. Champignons zu dem Rucola hinzugeben und nach Geschmack das Dressing anrühren und auf den Salat geben. Den Salat ebenfalls auf dem Teller servieren. Den Senf entweder auf den Lachs streichen oder als Dip dazu tun.

Avocado-Kräutergulasch

Dauer: 60 Minuten | Schwierigkeitsgrad: einfach | Portionen: 2

Kohlenhydrate 41 g | Fett 78 g | Eiweiß 100 g

Zutaten:

- 300 g Rindfleisch
- 1 Bund Rucola
- 1 Zwiebel
- 1 Bund Petersilie
- 10 ml Rapsöl
- 1 Avocado
- ½ Limette
- 1 Schuss Rotwein
- Prise Salz, Pfeffer

Zubereitung:

1. Rindfleisch in kleine Stücke schneiden. Die Zwiebel schälen und klein hacken.

2. Zwiebel in einem Topf mit Öl glasig anbraten, anschließend das Fleisch hinzufügen und unter ständigen Umrühren durchbraten.

3. Nach ca. 10 min alles mit dem Rotwein ablöschen und bei mittlerer Stufe 1 Stunde mit regelmäßigen Umrühren köcheln lassen.

4. Währenddessen Rucola, Petersilie waschen und zerkleinern. Avocado halbieren, Kern entfernen und das Fleisch in eine Schüssel geben. Den Limettensaft der halben Limette hinzupressen, mit einer Gabel zerdrücken und mit Salz, Pfeffer abschmecken. Alles noch mit ein bisschen Wasser verdünnen.

5. Die Avocadomasse zu dem Fleisch dazugeben, alles gut umrühren, Kräuter dazu geben, erneut vermengen und abwarten bis die 1 Stunde Kochzeit absolviert ist.

Eier-Crepe-Sandwich

Dauer: 10 Minuten | Schwierigkeitsgrad: einfach | Portionen: 2

Kohlenhydrate 0,5 g | Fett 5 g | Eiweiß 7 g

Zutaten:

- 2 Eier
- 25 g neutrales Proteinpulver (zur Not auch Mehl)
- 10 ml Kokosöl
- 1 EL Rohr- Rohrzucker
- ½ Tomate
- 1 Scheibe frischer Schinken
- Etwas Salat
- Etwas Wasser
- Prise Salz, Pfeffer

Zubereitung:

1. Eier, Zucker, Proteinpulver vermischen und Wasser dazugeben bis ein Teig entsteht. Den fertigen Teig mit Salz und Pfeffer kräftig würzen.

2. Die Teigmasse in einer Pfanne mit Kokosöl verteilen. Für den Anfang eignet sich erstmal eine dünne Teigschicht. Bei mittlerer Hitze den Teig nach ca. 3 min wenden bis sie goldbraun sind. Nach weiteren 2 min den Crepe aus der Pfanne nehmen und abkühlen lassen.

3. Für die Füllung die Tomaten waschen und in Scheiben schneiden. Salat in Stücke zupfen und den Schinken in Streifen schneiden.

4. Die abgekühlten Crepes mit der Füllung belegen und zusammenrollen.

Garnelen-Salat

Dauer: 15 Minuten | Schwierigkeitsgrad: einfach | Portionen: 2

Kohlenhydrate 14 g | Fett 28 g | Eiweiß 17 g

Zutaten:

- 100 g Riesengarnelen (ca.6 Stück)
- 100 g Salat
- 150 g Salatgurke
- 1 Stange Frühlingszwiebel
- 3 EL Olivenöl
- ½ Avocado
- ½ TL Honig
- 2 EL Balsamico
- Prise Salz, Pfeffer
- Etwas hellen Sesam

Zubereitung:

1. Salat waschen und in mundgerechte Stücke zupfen. Das Innere (Kerne)

2. der Gurke entfernen, in dünne Streifen und dann in Würfel schneiden. Die erste Schicht der Frühlingszwiebel schälen und in Scheiben schneiden. Alles in eine Schüssel tun.

3. Die Garnelen in einer Pfanne mit dem Olivenöl von beiden Seiten scharf anbraten. Hitze reduzieren und den Honig mit dem Sesam zu den Garnelen in die Pfanne dazugeben. Nach ca. 1-2 min die Pfanne vom Herd nehmen. Das Innere der halben Avocado in Streifen schneiden.

4. 1 El Olivenöl, 2 EL Balsamico verrühren und mit etwas Salz und Pfeffer abschmecken.

5. Die Zutaten in der Schüssel vermischen, das Dressing darauf geben und die Avocadostreifen und die Garnelen darauf servieren. Zum Schluss noch etwas Sesam über den Salat streuen.

Gulaschsuppe

Dauer: 70 Minuten | Schwierigkeitsgrad: einfach | Portionen: 2

Kohlenhydrate 39 g | Fett 8 g | Eiweiß 49 g

Zutaten:

- 200g Rindergulasch
- 1 rote Zwiebel
- 1 Knoblauchzehe
- 25g Pastinaken
- 100g Hokkaido-Kürbis
- ½ Apfel
- 50g Karotten
- 3 EL Tomatenmark
- Prise(n) Chiliflocken
- 1 Lorbeerblatt
- ¼ Thymian Bund
- 1 TL Ras el-Hanout (Gewürzmischung)
- Kokosöl

Zubereitung:

1. Das Fleisch kurz unter kaltem Wasser abwaschen und in die gewünschte Größe schneiden.
2. Zwiebel und Knoblauch schälen und klein hacken. Pastinaken, Möhren, Apfel, Kürbis in Würfel schneiden.
3. Fleisch in einem Topf mit Kokosöl 3-4 min scharf anbraten. Danach Fleisch aus dem Topf nehmen und in einer Schüssel beiseitestellen.
4. Zwiebeln und Knoblauch in demselben Topf glasig andünsten. Chiliflocken, Tomatenmark und etwas Ras el-Hanout hinzugeben, vermengen und kurz anbraten. Das gewürfelte Gemüse und den Apfel dazugeben. Alles ca. 6-7 anbraten und würzen.
5. 250ml Wasser aufgießen, verrühren und alles bei kleiner Hitze 45 min schmoren lassen. Anschließend das Fleisch dazugeben und ca.10 min mitschmoren lassen.

Abendessen

Karottenpüree

Dauer:20 Minuten | Schwierigkeitsgrad: mittel | Portionen: 2

Kohlenhydrate 7,6 g | Fett 5,3 g | Eiweiß 0,9 g

Zutaten:

- 500 g Karotten
- Salz
- ½ Prise Muskat
- 20 g Butter
- Warme Milch
- ½ Eigelb
- ½ EL Tomatenmark
- Weißer Pfeffer
- ½ EL feingehackter Schnittlauch

Zubereitung:

1. Karotten waschen und dünn schälen, danach in gleich große Stücke schneiden.

2. Salz und Muskat mit Wasser in einen Topf geben, darin Karotten ca. 20-25 min kochen.

3. Wasser abgießen und Karotten mit der Butter und Milch im Mixer pürieren. Tomatenmark, Eigelb, Salz und Pfeffer unterziehen.

4. Karottenpüree in dem Topf heiß und trocken rühren. In eine Schüssel füllen und mit Schnittlauch bestreuen.

Gemüseeintopf mit Curry

Dauer: 30 Minuten | Schwierigkeitsgrad: mittel | Portionen: 2

Kohlenhydrate 62 g | Fett 50 g | Eiweiß 12 g

Zutaten:

- 1 Knoblauchzehe
- 1 rote Zwiebel
- 1 Süßkartoffel
- 2 Möhren
- 1 Zucchini
- 3 EL Ghee / Kokosöl
- 1 EL Currypaste (grün) ggf. Currypulver
- 150 ml Kokosmilch
- 150 ml passierte Tomaten
- 1 Prise Meersalz

Zubereitung:

1. Die Zwiebel und Knoblauchzehe fein- und Möhren und Süßkartoffel grob würfeln und in einer Pfanne mit Ghee/Kokosöl erhitzen, dann Salz dazu geben.

2. Die Zucchini ebenfalls in Würfel schneiden und wenn das Gemüse in der Pfanne Farbe bekommen hat hinzugeben.

3. Die passierten Tomaten und Kokosmilch löschen das Ganze ab, dann die Currypaste dazugeben und damit alles gar wird, das Gemüse bei halbgeschlossenem Deckel 10 min köcheln lassen, ggf. ein bisschen Wasser nachgießen.

Thymian Gemüsepfanne

Dauer: 20 Minuten | Schwierigkeitsgrad: mittel | Portionen: 2

Kohlenhydrate 55 g | Fett 41 g | Eiweiß 55 g

Zutaten:

- 1 Zucchini
- 1 Brokkoli
- 200 g Champignons
- 0.5 Zwiebel
- 1 TL Tomatenmark
- 1 EL Ghee
- 4 Eier
- 1 Handvoll Petersilie
- 1 TL Thymian
- 1 Prise Salz, Pfeffer

Zubereitung:

1. Zucchini und Champignons waschen. Die Zucchini längs halbieren und in Stücke schneiden, die Champignons vierteln. Brokkoli zu Röschen zerteilen und 5 min den Brokkoli bissfest garen. Die Zwiebel schälen und klein hacken. Kleingehackte Zwiebel in einer Pfanne mit Ghee glasig anbraten. Das Tomatenmark dazugeben und erneut kurz anbraten.

2. Zucchini und Champignons dazugeben und alles ca. 5 min anbraten, danach mit Thymian, Salz, Pfeffer und frischer Petersilie würzen und abschmecken.

3. Nun die Brokkoli Röschen hinzu mischen. Die Spiegeleier in einer anderen Pfanne braten und dazu servieren.

Thunfisch Speck Boote

Dauer: 30 Minuten | Schwierigkeitsgrad: einfach | Portionen: 4 Boote

Kohlenhydrate 30 g | Fett 38 g | Eiweiß 38 g

Zutaten:

- 92g Thunfisch (in Öl oder in eigenem Saft)
- 1 Gurken
- 50 g Speckwürfel
- 1 Frühlingszwiebeln
- 1/2 rote Zwiebel
- 1 EL Petersilie
- 1/2 Stangensellerie
- 1/2 Avocado
- 1/2 ELZitronensaft
- 1/2 Prise Salz und Pfeffer
- 1 Prise Salz, Pfeffer

Zubereitung:

1. Sellerie in schmale Scheiben schneiden. Rote Zwiebel und Frühlingszwiebel in kleine Stücke schneiden.

2. Speck in einer Pfanne anbraten.

3. Zwiebeln, Sellerie, Fisch, Petersilie und Speck in einer Schüssel vermischen. Avocado und Zitronensaft in einer weiteren Schüssel verrühren.

4. Alles zusammengeben und vermischen. Dann mit Salz und Pfeffer würzen und abschmecken.

5. Gurke halbieren und in der Mitte spalten. Das Gurkenfleisch mit einem Löffel herausnehmen und die Gurke mit der Paste füllen.

Gefüllte Paprika

Dauer: 30 Minuten | Schwierigkeitsgrad: einfach | Portionen: 3 Stück

Kohlenhydrate 46 g | Fett 96 g | Eiweiß 128 g

Zutaten:

- 92 g Thunfisch (in Öl oder in eigenem Saft)
- 3 bunte Paprikas
- 500 Rinderhackfleisch
- 1 Zwiebel
- 1 Knoblauchzehe
- 1 Karotte
- 1 Dose passierte Tomaten (400 ml)
- 1 Chili
- 1 Prise Salz
- 1 Prise Pfeffer

Zubereitung:

1. Ofen auf 180 Grad vorheizen.

2. Zwiebeln schälen und klein hacken, die Chili ebenfalls klein schneiden. Die Karotte in dünne kleine Scheiben schneiden und die Paprikas halbieren und das Innere entfernen.

3. Hackfleisch dazu geben und mit den Gewürzen nach Geschmack und der Chili anbraten.

4. Karottenscheiben und passierte Tomaten hinzugeben und alles für 10 min einkochen lassen.

5. Die Paprika auffüllen und in einer Auflaufform für 10 min in den Ofen geben.

Krustenbrot

Dauer: 115 Minuten | Schwierigkeitsgrad: mittel | Portionen: ein Brot

Kohlenhydrate 32 g | Fett 134 g | Eiweiß 45 g

Zutaten:

- 100 g Sonnenblumenkerne, fein gemahlen
- 50 g Flohsamenschalen
- 2 TL Trockenhefe
- 100 g Mandelmehl
- 1 TL Natron
- 0.5 TL Salz
- 1 TL Brotgewürz (Kümmel, Anis, Fenchel, Koriandersamen)
- 400 ml warmes Wasser
- 1 EL Honig
- 2 EL Olivenöl

Zubereitung:

1. Flohsamenschalen, Trockenhefe, Sonnenblumenkerne, Mandelmehl, Natron, Salz, Brotgewürz in einer Schüssel vermischen.

2. Warmes Wasser, Honig, Olivenöl vermischen und mit den anderen Zutaten zu einem glatten Teig verrühren.

3. Den Teig in einem bemehlten Gärkörbchen zugedeckt an einem dunklen und warmen Platz für ca. 60 min ruhen lassen.

4. Nach den 60 min den Teig auf ein Backblech mit Backpapier stürzen und im Backofen etwa 45 min bei 180 Grad backen.

Avocado-Eier-Salat

Dauer: 15 Minuten | Schwierigkeitsgrad: einfach | Portionen: 2

Kohlenhydrate 19 g | Fett 44 g | Eiweiß 20 g

Zutaten:

- 2 Avocados
- 4 Eier
- 1/2 Zitrone
- 40 g Dijon Senf
- Salz
- Pfeffer

Zubereitung:

1. Die Eier ca. 10 min kochen bis sie hart sind.

2. Die hart gekochten Eier abschrecken, schälen und würfeln.

3. Die Zitrone halbieren und ihren Saft auspressen. Die Avocados ebenfalls halbieren, den Stein entfernen, schälen und würfeln.

4. Für das Dressing Zitronensaft mit dem Dijonsenf verrühren und nach Geschmack salzen und pfeffern.

5. Die Avocados und Eier mit dem Dressing vermischen.

Salat mit Hähnchenbrust

Dauer: 20 Minuten | Schwierigkeitsgrad: einfach | Portionen: 2

Kohlenhydrate 6,3 g | Fett 18,9 g | Eiweiß 28,9 g

Zutaten:

- 200 g Hähnchenbrust
- 1 EL Butter
- 100 g Rucola
- 100 g Kirschtomaten
- 50 g Feta
- 50 g schwarze Oliven
- 2 1/2 EL Olivenöl
- 1 El Zitronensaft
- Frische Petersilie
- Salz
- Pfeffer

Zubereitung:

1. Hähnchenbrust mit Salz und Pfeffer würzen. Die Butter in einer Pfanne erhitzen, das Hähnchen gut braten und in Scheiben schneiden.

2. Rucola und Blattsalat abwaschen, abtropfen und dann in mundgerechte Stücke zupfen. Die Tomaten waschen, halbieren und den Feta in Stücke schneiden.

3. Olivenöl, Salz, Pfeffer, frische Petersilie, Zitronensaft zu einem Dressing anrühren und mit dem Salat vermischen.

4. Die Salatzutaten mit den schwarzen Oliven und Petersilie auf einem Teller anrichten.

Garnelenspieße

Dauer: 20 Minuten | Schwierigkeitsgrad: einfach | Portionen: 2

Kohlenhydrate 1 g | Fett 2 g | Eiweiß 23 g

Zutaten:

- 225 g Shrimps
- 1/2 EL Zitronensaft
- Salz
- Pfeffer
- Chili Flocken

Zubereitung:

1. Die Shrimps auf 5 Holzspieße stecken, ggf. die davor Shrimps auftauen.

2. In einer Pfanne mit Olivenöl von beiden Seiten anbraten. Währenddessen mit Zitronensaft beträufeln.

3. Mit Pfeffer, Salz und Chili Flocken nach Geschmack würzen.

Blumenkohlsuppe

Dauer: 35 Minuten | Schwierigkeitsgrad: mittel | Portionen: 2

Kohlenhydrate 26 g | Fett 16 g | Eiweiß 9 g

Zutaten:

- 1 Blumenkohl
- 1 EL Kokosöl
- 2 große Zwiebeln
- 2 Knoblauchzehen
- 1 TL Kurkuma
- 1,5 l Wasser o. Gemüsebrühe
- 0,25 TL gerieben Muskatnuss
- 1 Handvoll Petersilie
- 1 Prise Salz, Pfeffer

Zubereitung:

1. Zwiebeln und Knoblauchzehen schälen und klein schneiden. Die Petersilie ebenfalls klein hacken. Den Blumenkohl säubern und in kleine Röschen teilen.

2. In einem Topf mit etwas Kokosöl Zwiebeln und Knoblauch andünsten und das Kurkumapulver hinzufügen. Blumenkohl auch dazugeben, kurz mitdünsten und das Wasser o. Gemüsebrühe dazu gießen. Ca. 20 min köcheln lassen, bis der Blumenkohl weich geworden ist.

3. Dann ordentlich mit Salz, Pfeffer und Muskatnuss würzen und mit einem Stabmixer gut pürieren, mit der Petersilie verfeinern.

Bohnen Zucchini Salat

Dauer: 30 Minuten | Schwierigkeitsgrad: einfach | Portionen: 2

Kohlenhydrate 58 g | Fett 19 g | Eiweiß 13 g

Zutaten:

- 3 grüne Zucchini
- 1 gelbe Zucchini
- 1 EL Olivenöl
- 300 g Bohnen
- 1 rote Chili
- 1 Knoblauchzehe
- 2 EL Zitronensaft
- 1 Handvoll Schnittlauch
- 2 Prise Salz, Pfeffer

Zubereitung:

1. Bohnen waschen, die Enden abschneiden und 7 min in kochendem Wasser bissfest dünsten. Die Zucchini ebenso waschen und würfeln.

2. In 1 EL Olivenöl die Zucciniwürfel andünsten. Achtung! Zucchini rechtzeitig aus der Pfanne nehmen.

3. Knoblauch schälen und mit dem Schnittlauch und der Chili klein hacken.

4. Die Bohnen halbieren und mit dem Schnittlauch, Knoblauch und der Chili zu der Zucchini hinzugeben.

5. Zitronensaft, Olivenöl, Salz und Pfeffer zu einem Dressing vermischen.

Gefüllte Champignons

Dauer: 15 Minuten | Schwierigkeitsgrad: einfach | Portionen: 2

Kohlenhydrate 21 g | Fett 7 g | Eiweiß 12 g

Zutaten:

- 10 Champignons
- 1 Tomate
- ½ kleine Zwiebel
- 1 Handvoll Spinat
- 1 Prise Thymian
- 1 Knoblauchzehe
- 1 EL Ghee
- 1 Prise Salz, Pfeffer

Zubereitung:

1. Champignons säubern und die Stiele entfernen.
2. Zwiebel und Knoblauch schälen und klein hacken. Den Spinat und die Tomate klein schneiden.
3. Die Champignons in einer Pfanne mit Ghee ein paar Minuten von beiden Seiten anbraten.
4. Währenddessen Tomaten, Zwiebeln, Spinat, Knoblauch und Thymian zu einer Füllung zusammen mischen, danach mit Salz und Pfeffer abschmecken.
5. Die Pilze aus der Pfanne nehmen, evtl. die Flüssigkeit abgießen und die Champignons befüllen.

Garnelensalat mit Spargel

Dauer: 20 Minuten | Schwierigkeitsgrad: einfach | Portionen: 2

Kohlenhydrate 76 g | Fett 84 g | Eiweiß 56 g

Zutaten:

- Avocado
- 1 Salatherz
- 2 Tomaten
- 200 g grüner Spargel
- 200 g Garnelen
- 2 EL Olivenöl
- 2 EL Balsamicoessig
- 3 EL Honig
- 3 EL Zitronensaft
- 1 EL Kokosöl
- 2 Prise Salz, Pfeffer

Zubereitung:

1. Garnelen auftauen und in einer Schüssel mit Honig, Zitronensaft, Salz und Pfeffer einlegen.

2. Grünen Spargel bei Bedarf schälen und in mundgerechte Stücke schneiden. Die Tomaten und Avocado würfeln. Den Salat waschen und in Stücke zupfen, sowie die Zwiebel klein hacken. Nun alles außer den grünen Spargel miteinander vermischen.

3. Den Spargel für ca. 5 min in Kokosöl anbraten, dann die Garnelen hinzugeben und alles weitere 5 min braten.

4. Olivenöl, Balsamicoessig, 1 EL Zitronensaft, 1 EL Honig, Salz und Pfeffer zu einem Dressing vermengen und auf den Salat träufeln.

Low Carb Brot mit Zucchini

Dauer: 40 Minuten | Schwierigkeitsgrad: einfach | Portionen: ein Brot

Kohlenhydrate 64 g | Fett 110 g | Eiweiß 61 g

Zutaten:

- 3 Eier
- 1 Banane
- 150 g gemahlene Mandeln
- 1,5 TL Weinstein Backpulver (glutenfreies Backpulver)
- 1 geriebene Zucchini (mittelgroß, 220 g)
- 1 TL Kokosöl
- 1 TL Zimt
- 3 TL Honig
- 1 Prise Salz

Zubereitung:

1. Backofen auf 180 Grad vorheizen und die Backform mit dem Kokosöl einfetten.

2. Zimt, gemahlene Mandeln, Backpulver und Salz vermischen, des Weiteren Eier, Honig, Kokosöl und Banane in einer anderen Schüssel zusammen mixen.

3. Flüssigkeit aus der Zucchini größtenteils auspressen und die Zucchini zu den zusammen gemixten Zutaten hinzugeben.

4. Alles gut verrühren und die trockenen Zutaten hinzu mischen.

5. Teig in die Backform geben und für 35-40 min im Ofen backen lassen, das Brot ist fertig, wenn beim reinstechen nichts mehr am Holzstäbchen klebt.

Romasalat mit Avocado und EI

Dauer: 30 Minuten | Schwierigkeitsgrad: einfach | Portionen: 2

Kohlenhydrate 14 g | Fett 42 g | Eiweiß 14 g

Zutaten:

- 1 großes Römersalat-Herz
- 2 Eier
- 300 g Möhren
- 200 g Kirschtomaten
- 2 Lauchzwiebeln
- 1 rote Peperoni
- ½ Salatgurke
- 2,5 EL Limettensaft
- 2,5 EL Öl
- Salz, Pfeffer
- 1 Avocado
- 2 Zweige Oregano/ 1Prise Pulver

Zubereitung:

1. 10 min die Eier hart kochen, abschrecken und abkühlen. Salat waschen und in dicke Streifen schneiden.
2. Kirschtomaten waschen und halbieren. Die Möhren schälen und dann grob raspeln. Gurke
3. waschen und in mundgerechte Scheiben schneiden. Bei der Avocado den Kern entfernen und vorsichtig schälen und würfeln.
4. Lauchzwiebeln waschen und in kleine Ringe schneiden. Peperoni längs halbieren, Kerne entfernen und je nach Geschmack/Schärfe eine ganze oder halbe Peperoni fein würfeln. Lauchzwiebeln, Peperoni, Limettensaft, Salz und Pfeffer zu einem Dressing verrühren und das Öl unterschlagen.
5. Salat, Tomaten, Gurke, Möhren auf einem Teller anrichten. Eier schälen, achteln und mit der Avocado auf dem Salat verteilen. Alles mit dem Dressing beträufeln und den Oregano drauf streuen.

Rumpsteak mit Carpaccio

Dauer: 25 Minuten | Schwierigkeitsgrad: einfach | Portionen: 2

Kohlenhydrate 8 g | Fett 28 g |Eiweiß 38 g

Zutaten:

- 2 Mairübchen
- 1 Bund glatte Petersilie
- 1 TL Pinienkerne
- 1 kleine Knoblauchzehe
- 1 Rumpsteak (ohne Fettrand, 150g)
- 2 TL Olivenöl
- Salz
- 1 TL grob gemahlener Pfeffer

Zubereitung:

1. Petersilie waschen, trocknen und klein schneiden. Mairübchen säubern, schälen und in dünne Scheiben raspeln. Knoblauch schälen und in kleine Scheiben schneiden.

2. In einer Pfanne ohne Öl die Pinienkerne rösten.

3. Steak mit dem Pfeffer einreiben und in einer Pfanne mit dem Öl und Knoblauch 2 min von jeder Seite anbraten, dann salzen und 5 min abgedeckt ziehen lassen.

4. Petersilie, Mairübchen anrichten und Pinienkerne darüber streuen. Steak in Streifen schneiden und ebenfalls anrichten. Alles Würzen und mit ein bisschen Öl beträufeln.

Gurkensalat

Dauer: 15 Minuten | Schwierigkeitsgrad: einfach | Portionen: 2

Kohlenhydrate 4 g | Fett 11 g | Eiweiß 2 g

Zutaten:

- 300 g Gurke
- ½ EL Dill
- 3g Knoblauch
- 5 g Zwiebel
- ¼ EL Zitronensaft
- 75 ml Sahne
- Salz, Pfeffer

Zubereitung:

1. Gurken in dünne Scheiben raspeln. Zwiebeln und Knoblauch klein hacken.

2. Für das Dressing Knoblauch und Zwiebeln mit saurer Sahne, Zitronensaft, Dill vermengen und mit Salz und Pfeffer abschmecken.

3. Zum Schluss die Gurken mit dem Salatdressing vermengen und 20 Minuten ziehen lassen.

Spargel im Speckmantel

Dauer: 25 Minuten | Schwierigkeitsgrad: einfach | Portionen: 2

Kohlenhydrate 10 g | Fett 46 g | Eiweiß 41 g

Zutaten:

- 120 g Prosciutto Schinken (Scheiben)
- 400 g grüner Spargel
- 2 EL Olivenöl
- 1 Prise Salz, Pfeffer

Zubereitung:

1. Backofen auf 180 Grad vorheizen.
2. Spargel mit Öl bestreichen und auf ein Backbleck mit Backpapier legen, dann den Spargel ein wenig(!) salzen.
3. Schinken um den Spargel wickeln, dafür am besten davor den Schinken in Streifen reißen.
4. Den eingewickelten Spargel 7-8 min auf der obersten Schiene backen und nach ca. 4 min wenden.

Wolkenbrot

Dauer: 25 Minuten | Schwierigkeitsgrad: mittel | Portionen: 6 Brote

Kohlenhydrate 7 g | Fett 38 g | Eiweiß 30 g

Zutaten:

- 3 Eier
- 3 EL Frischkäse
- ¼ TL Backpulver
- Evtl. 1 TL Honig für süßeres Brot

Zubereitung:

1. Eier trennen. Das Eigelb mit dem Frischkäse und evtl. Honig zu einer cremigen Masse verrühren. Das Eiweiß mit dem Backpulver mit einem Handrührgerät steif schlagen.

2. Den Eisschnee vorsichtig unter die Eigelbmasse heben.

3. Auf ein Backblech mit einem Löffel 5-7 Portionen geben und reichlich Abstand zwischen den Fladen lassen, nach Geschmack noch mit Salz, Thymian, Rosmarin etc. bestreuen.

4. Ca. 15 min bei 150 Grad backen.

Hähnchencurry

Dauer: 20 Minuten | Schwierigkeitsgrad: einfach | Portionen: 2

Kohlenhydrate 7 g | Fett 24 g | Eiweiß 32 g

Zutaten:

- ½ Zwiebel
- ½ Knoblauchzehe
- 1 ½ Tomaten
- 1 EL Öl
- ½ EL Currypulver
- 250 g Hähnchenfilet
- 425 ml cremige Kokosmilch
- 125 junger Spinat
- Salz, Pfeffer

Zubereitung:

1. Knoblauch schälen und pressen. Tomaten waschen und würfeln. Zwiebel schälen und ebenfalls in kleine Würfel hacken. Fleisch waschen und in mundgerechte Würfel schneiden.

2. Fleisch in einer Pfanne mit Öl unter Wenden 4-5 min braten, danach Knoblauch und Zwiebeln dazugeben. Curry nach ca. 2 min draufstreuen und kurz andünsten. Nachdem man die Tomatenwürfel zugeben hat ca. 3-4 min weiter andünsten. Zum Schluss Kokosmilch reingeben und 10 min köcheln lassen.

3. Spinat waschen, trocknen und auslesen, danach zum Hähnchen dazugeben und mit Salz und Pfeffer würzen.

Arbeit/ Schule/ Snacks

Bunter Blumenkohl Reissalat

Dauer: 15 Minuten | Schwierigkeitsgrad: einfach | Portionen: 2

Kohlenhydrate 60 g | Fett 62 g | Eiweiß 16 g

Zutaten:

- ½ Blumenkohl
- 1 gelbe Paprika
- ½ Gurke
- 2 Karotten
- 5 Radieschen
- 1 Zitrone
- 1 Zwiebel
- 1 EL Kokosöl
- 5 EL natives Olivenöl
- 1 Prise Salz, Pfeffer

Zubereitung:

1. Blumenkohl in etwa die Größe von Reis zerkleinern. Zwiebeln schälen und klein hacken.

2. Zwiebeln in einer Pfanne mit Kokosöl glasig anbraten und den Blumenkohl dazugeben, alles für ca. 5 min braten.

3. Paprika, Gurke, Karotte, Radieschen waschen und in kleine Würfel schneiden.

4. Alles vermengen, nach Geschmack Öl und Zitrone hinzugeben und mit Salz und Pfeffer würzen.

Brötchen mit Leinsamenmehl

Dauer: 30 Minuten | Schwierigkeitsgrad: einfach | Portionen: 4

Kohlenhydrate 12 g | Fett 90 g | Eiweiß 46 g

Zutaten:

- 90 g gemahlene Mandeln
- 15 g Leinsamenmehl
- 20 g Kokosöl
- 1 EL Kokosmehl
- 1 TL glutenfreies Backpulver
- 2 Eier
- ½ EL Apfelessig
- 1 EL Leinsamen
- 1 Prise Salz

Zubereitung:

1. Backofen auf 180 Grad vorheizen.
2. Kokosmehl, Leinsamenmehl, Backpulver, gemahlene Mandeln und Salz vermischen.
3. Apfelessig, Eier, geschmolzenes Kokosöl dazufügen und alles gut miteinander vermengen.
4. Aus dem Teig 4 kleine Brötchen formen und auf ein Backblech mit Backpapier legen. Leinsamen auf die Brötchen streuen. Die Brötchen ca. 15 min backen.

Rucola-Pizzarolle

Dauer: 30 Minuten | Schwierigkeitsgrad: einfach | Portionen: 2

Kohlenhydrate 20 g | Fett 67 g | Eiweiß 82 g

Zutaten:

- 200 g Emmentaler Reibekäse
- 170 g Quark
- 80 g passierte Tomaten
- 50 g Schinken (2 Scheiben)
- 40 g Frühlingszwiebeln (2 Stangen)
- ¼ Zwiebel
- 20 g Rucola

Zubereitung:

1. Backofen auf 180 Grad vorheizen.

2. Eier, Quark, 150 g des Emmentalers zu einem Teig vermengen, diesen dann auf einem Backblech verteilen und 10 min im Ofen backen.

3. Zwiebeln und Frühlingszwiebeln klein schneiden. Rucola waschen, auseinanderpflücken und den Schinken in Streifen schneiden. Passierte Tomaten mit Salz und Pfeffer abschmecken.

4. Teig aus dem Ofen nehmen und passierten Tomaten darauf verreiben. Zwiebel, Frühlingszwiebel, Schinken und den übrig gebliebenen Käse ebenfalls auf den Teig verstreuen.

5. Alles für 10 min erneut backen, danach abkühlen lassen, zusammenrollen und in Stücke schneiden.

Milchreis

Dauer: 20 Minuten | Schwierigkeitsgrad: mittel | Portionen: 2

Kohlenhydrate 11,7 g | Fett 71,9 g | Eiweiß 41,9 g

Zutaten:

- 100 ml Sahne
- 1 Zimtstange
- 1 Eier
- 250 g körniger Frischkäse
- 25 g Weidebutter
- 10 g Kokosmehl
- Zimt

Zubereitung:

1. Die Sahne in einem Topf zusammen mit der Zimtstange zum Kochen bringen und 5 min bei geringer Wärme ziehen lassen.

2. Eier mit der Butter und dem Kokosmehl schaumig schlagen, zu der Sahne dazugeben und gut vermischen, davor aber die Zimtstange herausnehmen.

3. Unter häufigen Rühren erwärmen, bis ein härterer Brei entsteht. Nun den Topf vom Herd nehmen, körnigen Frischkäse unterrühren und Zimt oben drauf streuen.

Schoko-Kokos-Kugeln

Dauer: 50 Minuten | Schwierigkeitsgrad: einfach | Portionen: 10

Kohlenhydrate 6,4 g | Fett 110,3 g | Eiweiß 11,2 g

Zutaten:

- 50 g Kokosflocken
- 50 g Kokosfett
- 50 ml Kokossahne
- 20 g fein gehackte Haselnüsse
- 1 Eigelb
- 2 TL Kakao
- 1 Tropfen Vanilleöl
- Etwas Süßstoff (nach Geschmack)

Zubereitung:

1. Kokosflocken (10 g übriglassen) mit dem Kakao und den Haselnüssen verrühren.

2. Kokosfett schmelzen und mit dem Eigelb, Kokossahne, Vanilletropfen vermischen.

3. Alles miteinander vermischen und für 30 min kühl lagern. Dann 10 Kugeln formen und in den übrig gebliebenen Kokosraspeln rollen.

Bananenbrot

Dauer: 45 Minuten | Schwierigkeitsgrad: einfach | Portionen: 1 Brot

Kohlenhydrate 99 g | Fett 156 g | Eiweiß 72 g

Zutaten:

- 4 reife Bananen
- 3 Eier
- 1 EL Honig
- 2 EL Kokosöl
- 1 TL Vanillepulver
- 200 g gemahlene Mandeln
- 1 TL Backpulver
- 1 TL Zimt
- 1 Prise grobes Salz

Zubereitung:

1. Bananen in kleine Stücke schneiden oder ein bisschen zerdrücken und zusammen mit Eiern, Honig, Vanille und Fett zerquirlen.

2. Salz, Backpulver, Mandeln mit unterrühren und alles gut verkneten.

3. Teig in eine beliebige Form (am besten Kastenform) geben und für 35 min bei 180 Grad backen.

4. Wenn das Brot den gewünschten Bräunungsgrad erreicht hat, aus dem Ofen nehmen und abkühlen lassen.

Mini Frikadellen

Dauer: 20 Minuten | Schwierigkeitsgrad: einfach | Portionen: 6 Frikadellen

Kohlenhydrate 0,1 g | Fett 8 g | Eiweiß 9 g

Zutaten:

- ½ Ei
- 250 g Hackfleisch (Rind und Schwein)
- ½ TL Dijon Senf
- ½ EL MCT- ÖL
- ¼ TL Cayennepfeffer
- 2 Prisen Cumin gemahlen
- Salz, Pfeffer

Zubereitung:

1. Alles außer das MCT-Öl miteinander vermengen. Nun kleine Bällchen formen.

2. Das Öl in eine Pfanne geben und die Frikadellen beiden Seiten anbraten.

3. Die Hackbällchen bei geringer Hitze 10-15 min durchgaren.

Avocado-Chia-Power-Snack

Dauer: 15 Minuten | Schwierigkeitsgrad: einfach | Portionen: 2

Kohlenhydrate 4,1 g | Fett 10,9 g | Eiweiß 2,9 g

Zutaten:

- 300 Griechischer Joghurt
- 1 Avocado
- 20 g Chiasamen
- 10 g Kokosraspeln
- 2 EL Birkenzucker/ Zucker
- 10 g gehackte Mandeln
- 100 g Brombeeren oder Heidelbeeren (frisch, TK)
- Oder Beeren nach Wahl

Zubereitung:

1. Avocado halbieren, Kern entfernen und das Fleisch mit einem Löffel entnehmen.

2. Avocadofleisch mit 150 g griechischem Joghurt und dem Zucker in ein hohes Gefäß geben und zu einer Avocadocreme pürieren.

3. TK Beeren vorher auftauen oder frische Beeren abwaschen. Dann die Beeren zusammen mit den Chiasamen, Kokosraspeln zu dem restlichen 150 g griechischen Joghurt hinzugeben und nach Geschmack einen weiteren TL Zucker dazu tun.

4. Zuerst das Beerenpüree, dann die Avocadocreme in einen transportfähigen Behälter schichten. Zum Schluss alles mit Beeren und gehackten Mandeln garnieren.

Gemüsesticks & Kräuterquark

Dauer: 25 Minuten | Schwierigkeitsgrad: einfach | Portionen: 2

Kohlenhydrate 28 g | Fett 7 g | Eiweiß 25 g

Zutaten:

- 1 Möhre
- 2 Paprikaschoten
- 1 Stange Staudensellerie
- ½ Gurke
- 125 Magerquark
- 50 g Joghurt
- Salz, Pfeffer
- 15 g frisch Kräuter

Zubereitung:

1. Zuerst das Gemüse säubern und ggf. Schälen, danach in Streifen schneiden.

2. Für den Kräuterquark den Magerquark mit dem Joghurt verrühren, mit Salz und Pfeffer würzen. Die Kräuter klein hacken und unter den Dip verrühren.

Muffins mit Banane

Dauer: 40 Minuten | Schwierigkeitsgrad: einfach | Portionen: 8 Muffins

Kohlenhydrate 7 g | Fett 29 g | Eiweiß 8 g

Zutaten:

- 100 g gemahlene Mandeln
- ½ EL Crunchy Erdnussbutter
- 1 reife Banane
- 50 ml Milch
- 1 EL zarte Haferflocken
- 1 Ei
- ½ handvoll gehackte Nüsse
- ½ TL Backpulver
- 1 TL Backkakaopulver
- ½ TL Zimt
- 40 g Zartbitterschokolade (75% Kakaoanteil)

Zubereitung:

1. Die Chrunchy Erdnussbutter, das Ei, die Milch und die Banane zusammen mixen, bis ein dickflüssiger Teig entsteht.

2. Den Teig mit den restlichen Zutaten, außer der Schokolade, zu einer cremigen Masse verrühren.

3. Nun alles in Muffinförmchen verteilen und für 15 min bei 180 Grad in einem vorgeheizten Backofen backen.

4. Währenddessen die Schokolade schmelzen und über die abgekühlten Muffins geben.

Süßkartoffelchips mit Paprika

Dauer: 35 Minuten | Schwierigkeitsgrad: einfach | Portionen: 2

Kohlenhydrate 54 g | Fett 14 g | Eiweiß 4 g

Zutaten:

- 1 El Olivenöl
- ½ TL Paprikapulver
- 2 Süßkartoffeln
- Salz

Zubereitung:

1. Den Backofen auf 200 Grad vorheizen und Backbleche mit Backpapier belegen.

2. Die Süßkartoffeln gründlich säubern und zu dünnen Scheiben schneiden.

3. Olivenöl und Paprikapulver in einer Schüssel verrühren. Süßkartoffelscheiben hinzugeben und alles gut vermengen.

4. Nun die Chips auf dem Backblech verteilen und mit Salz würzen.

5. Die Chips im Backofen für 20-25 min backen, danach erneut salzen und abkühlen lassen.

Low-Carb Falafel

Dauer: 25 Minuten | Schwierigkeitsgrad: einfach | Portionen: 4

Kohlenhydrate 77 g | Fett 59 g | Eiweiß 35 g

Zutaten:

- 500 g Kichererbsen
- 2 Eier
- 1 Zwiebel
- 3 Knoblauchzehen
- Zitronensaft
- 4 EL Parmesan
- 1 Bund Petersilie
- 6 EL gemahlene Mandeln
- 2 EL Kreuzkümmel
- 2 EL Koriander
- Salz, Pfeffer, Chilipulver

Zubereitung:

1. Kichererbsen über Nacht in Wasser einweichen.

2. Die eingeweichten Kichererbsen gut abtropfen und mit dem Knoblauch und der Zwiebel mit einem Mixer zerkleinern.

3. 4 EL gemahlene Mandeln, 2 Eier, Petersilie, Koriander, Kreuzkümmel, Zitronensaft, Salz, Pfeffer und etwas Chilipulver zu den zerkleinerten Kichererbsen hinzugeben und gut vermengen.

4. Aus der Masse Kugeln formen. Den Rest der gemahlenen Mandeln und dem Parmesan verrühren und die fertigen Kugeln darin wenden.

5. Die panierten Falafels in einer Pfanne mit Öl ca. 10 min unter regelmäßigem wenden und anbraten.

Fruchtiger Proteinshake

Dauer: 5 Minuten | Schwierigkeitsgrad: einfach | Portionen: 2

Kohlenhydrate 23 g | Fett 13 g | Eiweiß 46 g

Zutaten:

- 200 ml Milch
- 2 handvoll Erdbeeren
- 300 g Magerquark
- Minze (nach Geschmack)
- Eis (evtl. Eiswürfel)

Zubereitung:

1. Erdbeeren säubern, das Grüne entfernen und halbieren.
2. Die Erdbeeren mit den restlichen Zutaten in einen Mixer geben und zu einer cremigen Masse mixen.
3. Wenn es dir zu dickflüssig ist, dann kannst du bei Bedarf etwas mehr Milch hinzufügen.

Eiweißbrot

Dauer: 10 Minuten | Schwierigkeitsgrad: einfach | Portionen: ein Brot

Kohlenhydrate 1,4 g | Fett 11,6 g | Eiweiß 5,8 g

Zutaten:

- 4 Eier
- 150 g Magerquark
- 50 g gemahlene Mandeln
- 50 g Leinsamen
- 1 EL Mehl (Kokos oder Mandel)
- ½ Packung Backpulver
- ½ TL Salz

Zubereitung:

1. Alle Zutaten in eine Schüssel geben und zu einer glatten Masse verrühren.

2. Die Masse in eine eingefettete Form geben und ca. 45 min bei 150 Grad Ober/Unterhitze backen.

3. Nach Geschmack noch Kürbiskerne etc. drauf streuen.

4. Brot aus dem Backofen nehmen und abkühlen lassen.

Salat mit Hähnchenstreifen

Dauer: 20 Minuten | Schwierigkeitsgrad: einfach | Portionen: 3

Kohlenhydrate 5 g | Fett 17 g | Eiweiß 18 g

Zutaten:

- 1 Hähnchenfilet (ca.150 g)
- 30 g Kokosöl
- 2 Salatherzen
- 2 Radieschen
- 1 Bund Rucola (100 g)
- 4 saure Gurken
- 5 Tomaten
- 75 g Gouda (gewürfelt)
- Salz, Pfeffer
- Kräuter

Zubereitung:

1. Das Hähnchen in Streifen schneiden und mit dem Kokosöl zusammen in einer Pfanne braten.

2. Salatherzen, Rucola, Tomaten, Radieschen waschen. Salatherzen und Rucola in Stücke zupfen. Tomaten vierteln und Radieschen in dünne Scheiben schneiden. Die saure Gurke ebenfalls in Scheiben schneiden.

3. Alles zusammen mit dem Gouda und dem Hähnchen in eine Schüssel geben. Mit Salz, Pfeffer und Kräutern würzen.

Blumenkohlrisotto

Dauer: 20 Minuten | Schwierigkeitsgrad: einfach | Portionen: 2

Kohlenhydrate 35 g | Fett 29 g | Eiweiß 14 g

Zutaten:

- 1 Knoblauchzehe
- 1 Zwiebel
- 1 kleiner Blumenkohlkopf
- 6 Champignons
- 1 kleine Zucchini
- 100 ml Wasser / Rinderbrühe
- 2 EL Kokosöl / Schmalz / Ghee
- 1 Prise Salz

Zubereitung:

1. Zwiebeln und die Knoblauchzehe klein würfeln, die Zucchini grob würfeln. Die Pilze in mundgerechte Stücke schneiden und den Blumenkohl fein reiben.

2. Die gewürfelte Zwiebel, Knoblauchzehe in einer Pfanne mit Fett (Ghee, Schmalz etc.) andünsten, dann das restliche Gemüse dazugeben und anbraten. Währenddessen ordentlich salzen.

3. Sobald das Gemüse Farbe bekommen hat, das Wasser hinzugeben und unter ständigem Rühren das Gemüse einkochen, bis nur noch wenig Flüssigkeit vorhanden ist und alles gar ist.

Eiersalat

Dauer: 20 Minuten | Schwierigkeitsgrad: einfach | Portionen: 2

Kohlenhydrate 7 g | Fett 42 g | Eiweiß 35 g

Zutaten:

- 5 Eier
- 6 kleine Gewürzgurken
- 3 TL Griechischer Naturjoghurt
- 1 TL gehackte Petersilie
- Zitronensaft
- Salz, Pfeffer

Zubereitung:

1. Zuerst ca. 10 min die Eier hart kochen und abkühlen lassen.

2. Wenn sie abgekühlt sind die Eier pellen und in kleine Würfel schneiden. Die Gurken ebenfalls in kleine Würfel schneiden.

3. Eier, Gurken in eine Schüssel geben und den Joghurt und die Petersilie hinzufügen. Ein Spritzer des Zitronensafts hinzugeben, mit Salz und Pfeffer würzen und gut umrühren.

4. Optimal ist es den Eiersalat noch ein bisschen im Kühlschrank durchziehen zu lassen.

Chocolate Chip Cookies

Dauer: 30 Minuten | Schwierigkeitsgrad: einfach | Portionen: 2

Kohlenhydrate 60 g | Fett 120 g | Eiweiß 65 g

Zutaten:

- 80 g gemahleneMandeln
- 80 g gehackte Mandeln
- 2 EL Butter
- 2 Eier
- 1 TL Natron
- 4 EL Schlagsahne & 2 Prise(n) Salz
- 100 g Schokolade (75% Kakaoanteil) 1 Fläschchen Vanillearoma
- Süßstoff

Zubereitung:

1. Butter schmelzen und mit Mandeln, Aroma, Natron, Schlagsahne, Süßstoff, Salz und Ei in eine Schüssel geben und zu einer glatten Masse verrühren.

2. Die Schokolade klein hacken, hinzugeben und verrühren.

3. Den Teig ca. 30 min im Kühlschrank ruhen lassen.

4. Währenddessen den Backofen auf 180 Grad vorheizen.

5. Mit 2 Teelöffeln kleine Haufen auf einem Backbleck mit Backpapier verteilen und 12 min im Backofen backen

Süße Oopsies

Dauer: 35 Minuten | Schwierigkeitsgrad: einfach | Portionen: 2

Kohlenhydrate 6 g | Fett 25 g | Eiweiß 27 g

Zutaten:

- 1 TL Zimt
- 50 g Magerquark
- 2 mittelgroße Eier
- 1/2 TL Backpulver
- 1 Prise Salz
- 15 g Kokosmehl / Mandelmehl

Zubereitung:

1. Backofen auf Umluft 150 Grad vorheizen.

2. Eier trennen und das Eiweiß steif schlagen. Das Eigelb mit Backpulver, Zimt, Magerquark, Mehl, Natron vermischen und den Eischnee vorsichtig unterheben.

3. Den Teig bis zur Hälfte der Muffinförmchen geben und für ca. 25 min backen.

Erdbeerquark mit Mandeln

Dauer: 25 Minuten | Schwierigkeitsgrad: einfach | Portionen: 2

Kohlenhydrate 31 g | Fett 15 g | Eiweiß 21 g

Zutaten:

- 250 g Quark
- ½ Vanilleschote
- 150 g Joghurt
- 3 EL Agavendicksaft
- ½ Orange
- 200 g Erdbeeren (frisch, TK)
- 20 g Mandeln

Zubereitung:

1. Die Vanilleschote längs aufschneiden und Mark herauskratzen. Das Vanillemark, Quark, Joghurt und Agavendicksaft zusammen in eine Schüssel geben und glatt verrühren.

2. Die Erdbeeren säubern und vierteln. Die Orange auspressen und den Saft mit den Erdbeeren vermischen.

3. Die Mandeln nach Geschmack hacken und in einer Pfanne ohne Fett anrösten.

4. Die Quarkcreme in 2 Schüsseln aufteilen und die Erdbeeren draufgeben, mit der anderen Hälfte des Quarks bedecken und die Mandeln oben drauf streuen.

Getränke

Irish coffee

Dauer: 10 Minuten | Schwierigkeitsgrad: einfach | Portionen: 2

Kohlenhydrate 3,4 g | Fett 3 g | Eiweiß 37,8 g

Zutaten:

- 200 ml Kaffee
- 2 Stückchen Schokolade á 5 Gramm
- 100 ml Sahne (30%)
- Ein wenig Kakaopulver

Zubereitung:

1. Kaffee kochen.

2. Je ein Stück Schokolade in eine Tasse legen.

3. Darauf den heißen Kaffee schütten und die Schokolade schmelzen lassen.

4. Die Sahne leicht steif schlagen und auf den Kaffee geben, darüber das Kakaopulver rieseln.

Grüner Smoothie

Dauer: 5 Minuten | Schwierigkeitsgrad: einfach | Portionen: 2

Kohlenhydrate 11 g | Fett 37 g | Eiweiß 5 g

Zutaten:

- 150 g Avocado
- 30 g Spinat
- 250 ml Kokosmilch
- 250 ml Wasser
- 2 TL Vanilleextrakt
- 2 EL MCT-ÖL
- 10 Tropfen Stevia
- 1 TL Moringa Pulver

Zubereitung:

1. Avocado teilen und den Kern entfernen.
2. Alle Zutaten in einen Mixer geben.
3. Wenn vorhanden Eiswürfel hinzutun und mixen.
4. Alles in einen Becher füllen und genießen.

Matcha Tee

Dauer: 5 Minuten | Schwierigkeitsgrad: einfach | Portionen: 2

Kohlenhydrate 0,8 g | Fett 0 g | Eiweiß 0 g

Zutaten:

- 2 g Matcha Tee
- 160 ml Wasser

Zubereitung:

1. 1 g Matcha Pulver in eine flache Schale füllen.
2. Etwas kaltes Wasser hinzugeben.
3. Nun kräftig mit einem Bambusbesen rühren, bis der Tee sich aufgelöst hat.
4. Danach heißes Wasser untermischen und den Tee schaumig schlagen.
5. Anschließend den Tee in Ruhe genießen.

Heiße Schokolade

Dauer: 5 Minuten | Schwierigkeitsgrad: einfach | Portionen: 2

Kohlenhydrate 3,4 g | Fett 25,9 g | Eiweiß 4 g

Zutaten:

- 125 ml Kokosmilch
- 275 ml Wasser
- 10 g Kakaopulver
- Chiliflocken nach Belieben

Zubereitung:

1. Kokosmilch mit dem Wasser in einen Topf füllen und aufkochen.

2. Das Kakaopulver untermischen und durchrühren.

Erdbeer Smoothie

Dauer: 5 Minuten | Schwierigkeitsgrad: einfach | Portionen: 2

Kohlenhydrate 15 g | Fett 48,6 g | Eiweiß 11 g

Zutaten:

- 100 g griechischer Joghurt
- 200 ml Kokosmilch
- 125 g gefrorene oder frische Erdbeeren

Zubereitung:

1. Die Erdbeeren halbieren.
2. Den Joghurt, die Erdbeeren und die Kokosmilch in einen Mixer geben, bis eine Crème entstanden ist.
3. In Gläser schütten und servieren.

Himbeer Smoothie

Dauer: 5 Minuten | Schwierigkeitsgrad: einfach | Portionen: 2

Kohlenhydrate 11,8 g | Fett 48,4 g | Eiweiß 10

Zutaten:

- 200 g griechischer Joghurt
- 100 ml Kokosmilch
- 100 g gefrorene oder frische Himbeeren

Zubereitung:

1. Die Himbeeren halbieren.

2. Den Joghurt, die Himbeeren und die Kokosmilch in einen Mixer geben, bis eine Creme entstanden ist.

3. In Gläser schütten und servieren.

Grüner Eistee

Dauer: 15 Minuten | Schwierigkeitsgrad: einfach | Portionen: 2

Kohlenhydrate 0 g | Fett 0 g | Eiweiß 0 g

Zutaten:

- 6 Beutel Grüner Tee
- 1000 ml kochendes Wasser
- 2 Zitronen
- Minzen und Eiswürfel

Zubereitung:

1. Grünen Tee aufbrühen, abkühlen lassen und in eine Karaffe geben.
2. Die Zitrone in dünne Scheiben schneiden.
3. Karaffe mit Zitronen, Minze und Eiswürfel füllen.

Erdbeer Vanille Shake

Dauer: 10 Minuten | Schwierigkeitsgrad: einfach | Portionen: 2

Kohlenhydrate 11,8 g | Fett 48,4 g | Eiweiß 10 g

Zutaten:

- 150 g Erdbeeren
- 25 g Glutenfrei&Veganes Eiweißpulver
- 100 g Sojajoghurt
- 200 ml Wasser
- Eiswürfel

Zubereitung:

1. Stiel der Erdbeeren entfern und die Erdbeeren teilen.
2. Alle Zutaten in einen Mixer geben und pürieren.
3. Eiswürfel hinzugeben.

Heidelbeer Milchshake

Dauer: 10 Minuten | Schwierigkeitsgrad: einfach | Portionen: 2

Kohlenhydrate 9 g | Fett 12 g | Eiweiß 9 g

Zutaten:

- 80 g Heidelbeeren
- 30 g Himbeeren
- 200 ml Sojamilch
- 200 g Sojajoghurt
- 4 Stiele frische Minze
- 20 g Kakaonibs
- 1 TL frischer Limettensaft
- 1 TL Kokosöl

Zubereitung:

1. Heidelbeeren waschen und zerkleinern. Kakaonibs und Minze fein hacken.

2. Sojamilch, Sojajoghurt, Heidelbeeren, Himbeeren, Minze, Kakaonibs und Kokosöl in einen Mixer geben und alles durchmixen.

3. Limettensaft hinzufügen und servieren.

Minze-Limette&Zitronen Soda

Dauer: 5 Minuten | Schwierigkeitsgrad: einfach | Portionen: 2

Kohlenhydrate 5 g | Fett 0,4 g | Eiweiß 1,2 g

Zutaten:

- 2 Limette
- 1 Zitrone
- frische Minzblätter
- Eiswürfel
- Soda

Zubereitung:

1. Limette in kleine Stücke schneiden, in zwei Gläser geben und zerstoßen.

2. 3-4 Eiswürfel je Glas hinzufügen.

3. Mit Soda und Minze auffüllen.

Himbeer-Buttermilchshake

Dauer: 10 Minuten | Schwierigkeitsgrad: einfach | Portionen: 2

Kohlenhydrate 12 g | Fett 12 g | Eiweiß 10 g

Zutaten:

- 300 ml Buttermilch
- 40 g Himbeeren
- 50 g Leinsamen, geschrotet
- 4 Datteln
- 2-3 Stängel Minze

Zubereitung:

1. Alle Zutaten in einen Mixer geben und warten bis es eine Masse ist.

2. In Gläser aufteilen und servieren.

14-Tage-Ernährungsplan

Dieser 14 tägige Plan dient lediglich als Orientierung und für einen leichteren Einstieg, es ist KEIN muss! Alle Rezepte, welche im Plan vorkommen, sind in diesem Kochbuch zu finden. Der Ernährungsplan besteht aus 14 Tagen á 4 Rezepten mit Frühstück, Mittagessen, Abendessen und einem Getränk (der empfohlene Tagesbedarf an Wasser liegt bei über 2 Liter, somit sollte mehr getrunken werden, als im Plan angegeben). Viel Spaß!

Tag 1

Frühstück: Frühstücks Omelett

Mittagessen: Ofengemüse mit Sauce Hollandaise

Abendessen: Garnelen-Salat Honig-Sesam

Getränk: Grüner Smoothie

Tag 2

Frühstück: Ketogene Brötchen

Mittagessen: Rosenkohlsuppe

Abendessen: Brötchen mit Leinsamenmehl

Getränk: Matcha Tee

Tag 3

Frühstück: Avocado mit Ei

Mittagessen: Feta-Meatballs

Abendessen: Hähnchencurry

Getränk: Erdbeer Smoothie

Tag 4

Frühstück: Eier mit Speck

Mittagessen: Brokkoli-Feta-Auflauf

Abendessen: Wolkenbrot

Getränk: Himbeer Smoothie

Tag 5

Frühstück: Huevos Rancheros mit Paprika-Chili-Salsa

Mittagessen: Burger-Spieße

Abendessen: Grüner Spargel mit Speckmantel

Getränk: Grüner Eistee

Tag 6

Frühstück: Bunter Tomatensalat mit Spiegelei

Mittagessen: Quark-Gnocchi mit Tomatensoße

Abendessen: Gurkensalat

Getränk: Erdbeer Vanille Shake

Tag 7

Frühstück: Keto Toast

Mittagessen: Spitzkohl-Hack-Pfanne

Abendessen: Rumpsteak mit Mairübchen-Carpaccio

Getränk: Heidelbeer Milchshake

Tag 8

Frühstück: Joghurt mit Beeren

Mittagessen: Salsiccia mit Ofengemüse

Abendessen: Romasalat mit Avocado und Ei

158

Getränk: Minze-Limetten&Zitronen Soda

Tag 9

Frühstück: Kaiserschmarn

Mittagessen: Bunte Salatbowle mit Tahini-Dressing

Abendessen: Gefüllte Champignons

Getränk: Himbeer-Buttermilchshake

Tag 10

Frühstück: Milchreis

Mittagessen: Kleine Auberginen-Pizzen

Abendessen: Blumenkohlsuppe

Getränk: Himbeer Smoothie

Tag 11

Frühstück: Mini Frikadellen

Mittagessen: Brokkoli-Pilz-Feta-Gratin

Abendessen: Garnelenspieße

Getränk: Erdbeer Smoothie

Tag 12

Frühstück: Avocado-Chia-Power-Snack mit Beeren

Mittagessen: Wraps mit Gemüse

Abendessen: Salat mit gebratener Hähnchenbrust

Getränk: Grüner Smoothie

Tag 13

Frühstück: Muffins mit Banane

Mittagessen: Butter-Zitronenhühnchen mit Ananassoße

Abendessen: Avocado-Eier-Salat

Getränk: Heidelbeer Milchshake

Tag 14

Frühstück: Eiweißbrot

Mittagessen: Gefüllte Salat-Rolls

Abendessen: Karottenpüree

Getränk: Grüner Eistee

Rechtliches

Impressum
eat smart wird vertreten durch:
Sebastian Knecht
Oetjendorfer Kirchenweg 10a
22955 Hoisdorf

Coverbilder: Yarunivphoto | depositphotos.com

Haftungsausschluss:
Die Benutzung dieses Buches und die Umsetzung der darin enthaltenden Informationen erfolgt ausdrücklich auf eigenes Risiko. Haftungsansprüche gegen den Autor für Schäden materieller oder ideeller Art, die durch die Nutzung oder Nichtnutzung der Informationen bzw. durch die Nutzung fehlerhafter und/oder unvollständiger Informationen verursacht wurden, sind grundsätzlich ausgeschlossen. Rechts- und Schadenersatzansprüche sind daher ausgeschlossen. Das Werk inklusive aller Inhalte wurden unter größter Sorgfalt erarbeitet. Der Autor übernimmt jedoch keine Gewähr für die Aktualität, Korrektheit, Vollständigkeit und Qualität der bereitgestellten Informationen. Druckfehler und Falschinformationen können nicht vollständig ausgeschlossen werden. Der Autor übernimmt keine Haftung für die Aktualität, Richtigkeit, und Vollständigkeit der Inhalte des Buches, ebenso nicht für Druckfehler. Es kann keine juristische Verantwortung sowie Haftung in irgendeiner Form für fehlerhafte Angaben und daraus entstandene Folgen vom Autor übernommen werden.

Haftungsausschluss und allgemeiner Hinweis zu medizinischen Themen:
Die hier dargestellten Inhalte dienen ausschließlich der neutralen Information und allgemeinen Weiterbildung. Sie stellen keine Empfehlung oder Bewerbung der beschriebenen oder erwähnten diagnostischen Methoden, Behandlungen oder Arzneimittel dar. Der Text erhebt weder einen Anspruch auf Vollständigkeit noch kann die Aktualität, Richtigkeit und Ausgewogenheit der dargebotenen Information garantiert werden. Der Text ersetzt keinesfalls die fachliche Beratung durch einen Arzt oder Apotheker und er darf nicht als Grundlage zur eigenständigen Diagnose und Beginn, Änderung oder Beendigung einer Behandlung von Krankheiten verwendet werden. Konsultieren Sie bei gesundheitlichen Fragen oder Beschwerden immer den Arzt Ihres Vertrauens! Wikibooks und Autoren übernehmen keine Haftung für Unannehmlichkeiten oder Schäden, die sich aus der Anwendung der hier dargestellten Information ergeben. Beachten Sie auch den Haftungsausschluss und dort insbesondere den wichtigen Hinweis für Beiträge im Bereich Gesundheit.

NOTIZEN